あなたにもできる
外国人への
こころの支援

多文化共生時代のガイドブック

野田文隆／秋山 剛 編著　多文化間精神医学会 監修

岩崎学術出版社

はじめに

　2020年の東京オリンピック・パラリンピックに向かって，外国人に対する人々の眼差しは日本にやってくる外国人に向けられています。一方，日本にすでに在住している200万人を超える外国人が，いろいろな地域で生活に困り，支援を求めていることはほとんど忘れられているといっても過言ではありません。それは医療の領域でも同様であり，インバウンドや医療ツーリズムで来日する外国人に対してどう対応するが強調されていて，日本在住の外国の人たちへの対応はほとんど顧みられていません。

　やっと重い腰を上げた厚生労働省が「多文化共生センターきょうと」に委託して，2014年から始まった医療通訳の養成事業も，観光でやってくる外国人への医療サービスが中心に位置づけられています。なぜなら，養成された医療通訳者が，日本全国の国公立や私立の大病院で，医療通訳として専任で雇われれば，通訳者の給料の半額が国によって助成されるというシステムであり，日本のどの地域にどういう外国人が住んでいて，どういうニーズがあるのかは全く考慮されていないからです。

　しかし，外国人診療で重要なのは，まず日本に在住する外国人に対する医療サービスではないでしょうか。多文化間精神医学会としては，日本に住む移民，難民，国際結婚者，外国人労働者，留学生などに対していかなるこころの支援ができるのかが，焦眉の急と考えています。ところが，外国人のこころの支援に関する実践的な書物はほぼ皆無というのが実状です。そこで，外国人のこころの支援に力を入れ始めている方々に利用していただき，より幅広く支援の輪が広がるように，学会監修として『あなたにもできる外国人こころの支援』を上梓することにしました。

　そうは言うものの，外国人診療は，かなりハードルが高いといえます。今日，英語で診療ができる若い医師はかなり増加しており，精神科医も同じだと思います。しかし，医師だけが英語で診療ができるからといって，医療現場はそれ

で済むというものではありません。今はチーム医療で成り立っており，看護師，臨床心理士，ソーシャルワーカー，医療事務といった人たちも語学ができなければ，現場での外国人診療は混迷を極めるのみです。

それが無理であれば，医療通訳者やスカイプなどを使った遠隔地医療通訳を利用することになります。厚生労働省や一部のNPO法人が医療通訳の養成を始めたとはいえ，国家資格となるにはほど遠く，ある一定の通訳レベルを担保することさえ不可能な状態といえます。たとえ医療通訳がかなりのレベルを担保されたとしても，通訳費用をどこが支払うのかも大きな問題として残されています。

そう考えると，現実的にはハードルが下がり，比較的気軽に外国人のこころの支援に取り組んでくれる医療機関や支援団体が増えることが，最も喜ばしいと考えています。この書物は，時には四苦八苦しながら外国人のこころの支援に取り組んできた，実践的経験を豊富にもつわれわれが，支援のためのマニュアル的なものとして執筆しているため，内容的には臨場感あふれた読み物になっていると思います。

この書物の全体は，六部から構成されています。まず外国人診療の基礎，二番目に利用者別のこころの問題点，三番目にそれぞれの領域の支援者が外国人を支援するときのコツ，四番目にさまざまな支援者や団体を利用するコツ，五番目に医療現場で起こり得る困りごと，そして最後に利用者の持つ文化社会的背景の知っておくべきことからなっており，それらが分かりやすく，かつ，具体的な事例を取り上げながら書かれています。これらをお読みいただき，ぜひこころの外国人診療および外国人支援の実践に役立てていただけるよう期待してやみません。

2016年4月吉日

多文化間精神医学会理事長

阿部　裕

目　次

はじめに　iii

パート I　知ってほしい：外国人へのこころの支援のイロハ

チャート1　こころの支援とはなにか？　*2*
チャート2　知ってほしいこと　*2*
チャート3　ではどうアプローチするのか　*8*
チャート4　何が支援になるのか　*10*

パート II　立場で違うこころの問題①

1　本人の場合　*14*

チャート1　外国人の立場やあり方とは　*14*
チャート2　知ってほしいこと　*14*
チャート3　ではどうアプローチするのか　*20*
チャート4　よくみられる支援例　*21*
チャート5　長期適応の問題に気がつくコツ，気がついたときにどうすればよいか　*26*

2　配偶者の場合　*28*

チャート1　配偶者へのこころの支援とは　*28*
チャート2　知ってほしいこと　*30*
チャート3　ではどうアプローチし，なにが支援になるのか　*33*
チャート4　よくみられる支援例　*36*

3　児童の場合　*41*

チャート1　外国人の児童生徒　*41*
チャート2　知ってほしいこと　*43*
チャート3　ではどうアプローチするのか　*44*
チャート4　よくみられる支援例　*47*

パートIII　立場で違うこころの問題②

1　留学生では ……………………………………………………………………… 52
- チャート1　留学生とは　*52*
- チャート2　知ってほしいこと　*53*
- チャート3　ではどうアプローチするのか　*55*
- チャート4　よくみられる支援例　*58*
- チャート5　大学コミュニティにおけるメンタルヘルス支援　*60*
- チャート6　留学生の問題に気がつくコツ，気がついたときにどうすればよいか　*61*

2　難民・難民認定申請者では ………………………………………………… 64
- チャート1　難民・難民認定申請者とは　*64*
- チャート2　知ってほしいこと　*66*
- チャート3　ではどうアプローチするのか　*67*
- チャート4　よくみられる支援例　*72*
- チャート5　難民支援の課題について　*73*
- チャート6　コミュニティにおけるメンタルヘルス支援　*76*

3　外国人労働者では …………………………………………………………… 80
- チャート1　外国人労働者とは　*80*
- チャート2　知ってほしいこと　*80*
- チャート3　ではどうアプローチするのか　*83*
- チャート4　よくみられる支援例　*87*

4　国際結婚では ………………………………………………………………… 90
- チャート1　国際結婚とは　*90*
- チャート2　知ってほしいこと　*92*
- チャート3　ではどうアプローチするのか　*92*
- チャート4　相談事例　*95*
- チャート5　家族支援を勧めるコツ　*96*

5　中国語精神科専門外来では ………………………………………………… 99
- チャート1　はじめに　*99*
- チャート2　患者の受診までのルート　*100*
- チャート3　受診する患者の特徴　*101*
- チャート4　受診患者の背景など　*102*
- チャート5　初診患者の診断　*102*

チャート6　事　例　　*103*
　　チャート7　専門外来の問題点　　*107*

パートⅣ　こころの支援者や団体を活用するコツ

1 **国際交流協会と連携する**……………………………………………… *110*
　　チャート1　国際交流協会とは　　*110*
　　チャート2　知ってほしいこと　　*112*
　　チャート3　ではどうアプローチするのか　　*115*
　　チャート4　よくみられる支援例　　*117*
　　チャート5　課題：「相談通訳」としての力量形成と連携の仕組みづくり　　*118*

2 **スクールカウンセラーを利用する**…………………………………… *120*
　　チャート1　スクールカウンセラーの制度と仕事　　*120*
　　チャート2　子どもの問題に気がつくコツ，気がついた時の対応のコツ　　*121*
　　チャート3　スクールカウンセラーが外国人の子どもと接する時のコツ　　*124*
　　チャート4　外国人の子どもがスクールカウンセラーを利用する時のコツ　　*128*
　　チャート5　不安を呈する中学生女子の支援例　　*129*

3 **医療通訳を使う**………………………………………………………… *133*
　　チャート1　医療通訳とは　　*133*
　　チャート2　外国人患者とのコミュニケーションについて　　*134*
　　チャート3　医療通訳の役割　　*136*
　　チャート4　医療の中の医療通訳者　　*137*
　　チャート5　精神科チーム医療において医療通訳者を上手に使うコツ　　*139*

4 **保健師に相談する**……………………………………………………… *143*
　　チャート1　保健師について　　*143*
　　チャート2　知ってほしいこと　　*144*
　　チャート3　ではどうアプローチするのか　　*145*
　　チャート4　よくみられる支援例　　*146*

5 **精神保健福祉士に相談する**…………………………………………… *149*
　　チャート1　精神保健福祉士とは　　*149*
　　チャート2　精神保健福祉士に相談する　　*151*
　　チャート3　精神保健福祉士の活動の場と活動の内容　　*153*
　　チャート4　まとめ　　*154*

6　心理士に相談する……157
- チャート1　初回面接の導入　*157*
- チャート2　初回面接（インテイク）の技法　*161*
- チャート3　よくみられる支援例　*164*
- チャート4　見立ての指標　*167*
- チャート5　外国人へのこころの支援における心理士の役割（医療機関の心理士）　*170*

7　精神科医に相談する……171
- チャート1　精神科の治療と外国人の立場　*171*
- チャート2　知ってほしいこと　*172*
- チャート3　ではどうアプローチするのか　*174*
- チャート4　外国人への精神科医療事例　*176*
- チャート5　外国人への精神医療のコツ　*177*

パートV　医療現場で実際に起こること

- はじめに　*182*
- チャート1　予約の電話　*182*
- チャート2　初診時の受付　*183*
- チャート3　精神科診察（通訳なしの場合）　*183*
- チャート4　精神科診察（通訳付きの場合）　*185*
- チャート5　初診終了時の受付　*186*
- チャート6　通院継続患者の対応　*187*
- チャート7　入院を必要とする患者　*187*
- チャート8　母国に帰させるとき　*188*
- チャート9　弁護士，入管局，警察からの意見書の依頼　*189*
- おわりに　*189*

パートVI　文化的背景を知らないと困ること

- はじめに　*192*
- 症例に沿って文化的背景からくるホスト国との葛藤を考えてみよう　*192*
- おわりに　*196*

付録　役に立つ相談先　*198*

おわりに　*202*

パートⅠ
知ってほしい：
外国人へのこころの支援のイロハ

野田　文隆

チャート1　こころの支援とはなにか？

　この本は，どんな立場であれ読者のみなさんが，どこかで出会うこころ悩む外国人に対し，どのように対応するのがよいのか，よくないかを平たく知っていただくために書かれたものである。支援という言葉はどこでもよく使われる流行語であるが，「支え」「応援する」ということであろう。でも，考えてみれば「支え」「応援する」という行為は自分がそうしていると思っているだけでは成立しない。相手が「支えられ」「応援されている」という実感をもたなければ支援は成立しない。そうでなければ「余計なお世話」になってしまうことも多い。特に相手が外国人である場合，過度に感情移入したり，自分の流儀を押し付けることが支援と思うことがある。また，流儀の違いに挫折感をもって支援は難しいと思いこむこともある。「助けたい」という気持ちが先行するとそれは支援者の rescue fantasy（救済妄想）になってしまうこともある。

　こころの支援は支援する人の立場によってさまざまなものがあり，こうあるべしというものはないことをまず自覚してほしい。この本は，精神科医，精神保健福祉士，心理士，保健師，医療通訳，スクールカウンセラー，国際交流協会の職員，NGO関係者，それにボランティアの人々向けに書かれている。もちろん，学生や，大学院生，これから外国人支援をしたいという人も読んでいただきたい。対象となる外国人も日本で働いている人，留学生，難民や難民認定申請中の人，国際結婚したカップルなどさまざまであろう。それだけに支援にもさまざまバージョンが考えられる。何がベストというものはないであろう。その意味ではこの本はあくまで参考である。最低限のガイドラインが得られればよいと思う。

　基本はみなさんなりに相手が「支えられ」「応援されている」という実感がもてる行為をしてほしいと思う。それが，こころの支援につながることである。

チャート2　知ってほしいこと

　外国人へのこころの支援のイロハとしていくつかの心構えとして大切なことをあげる。この理解の上で支援に臨んでほしい。

1）外国人は「あなたが外国へ行った時と同じ気持ち」でいることを知る

　あなたが外国へ旅行するか滞在したことがあるなら，楽しい経験とともに，いくつかの困難も感じたことがあるはずである。ひとつは言葉でひとつは習慣の違いである。筆者もカナダに留学しているとき言葉では苦労した。相手の言っていることが十分にわからない。自分の言いたいことが言えないといういらだちや，やるせない気持ちである。特に筆者は医師の仕事をしていたので，会議の時に困った。複数の人が話す場は理解が難しいし，どこで話に入り込んでいいかわからない。うろうろするうちに話はどんどんすすんでいき自分だけ置いてきぼりにされた気がした。また，相手は言葉をしゃべることができない現象を「理解していない」と取りがちである。そのように思われると自分がみすぼらしく思えてきて自尊心が傷ついた。こういう相手の国の言葉ができないこと一つによって相手を見下したり，自分が「馬鹿にされているのではないか」と思う現象が起こる。そして心理的に孤立する。言葉が不自由である外国人に対したとき，そのような心理をもっていることを十分に理解しなければならない。

　もう一つの困難は習慣の違いである。筆者が苦労したのは，北米人のものの考え方への適応である。なにごとにつけ「自分はこうしたい」ということを表明しないと，相手はそうしたくないのだと思ってしまうことである。簡単なことからいえば，友達の家にいけば「何が飲みたい？」と聞かれる。日本にいるように遠慮して「結構です」と言えば，もう飲み物はでてこない。日本では遠慮が美徳という考え方があって，そうは言っても何かがでてくる。そういう習慣は北米にはないと考えたほうがいい。仕事でも同じである。なにをしたい，どうしたいということを主張しないとなかなか仕事にありつけない。

　会議でも，なにかを発言しない限り，決して発言を求められることもない。いわば，なにかを主張しないかぎり，意見がない人と考えられる。日本では発言しない人は意見がないのでなく，遠慮していると考え，さりげなく意見を求めたりする。しかし，北米にはそういう習慣はない。遠慮は美徳ではないのである。これは，そういう養育を受けていない日本人には辛い。日本に暮らす外国人も状況は違え同様の心情を日本人に対して感じていると思うことが大切である。

2) 日本人にはあたりまえのことが外国人にはあたりまえではない。それが戸惑いやトラブルの原因となる

　外国人をみる時，自分の生活の尺度をあてはめていないかと考えることが重要である。例えば，日本人にはあたりまえの，家に入る時，靴を脱ぐこと，食事をする時箸を使うこと，車は左側通行すること，そばは音をたてて食べること，なにかにつけ土産をもっていくこと，男性が先に歩くこと，よく「すみません」と言うこと，仕事の終わりに「お疲れ様」と言い合うことなどなど。

　言うまでもないが，家に靴のまま入る人，箸を使わない人（手を使って食べている人も多い），車は右側通行である国，食事をするとき音を立てることはマナー違反と思う人，お土産をもっていくことが習慣でない人，レディファーストが当たり前の人，「すみません」などとは安易に言わない人，「疲れる」などという表現は用いない人たちは世界にたくさんいる。これらの例はよく知られているので，大方の日本人にとってこれらが相手にとって「あたりまえでない」ことは理解できる。しかし，インド人の女の子が宗教上の理由でこどもの頃からピアスをしていることとか，イスラム圏の人たちは豚肉の入った食事をとらないこと，また，ハラールと呼ばれる特有の方法で加工した食品しかとらないこととなると，相手の「あたりまえ」を理解するのが難しくなる。ピアスをしないのがあたりまえの小学校に，ピアスを付けた小学生来たらどうすればいいのか。相手のあたりまえを受け入れることは学校のあたりまえと違い，トラブルを招く可能性が生じる。豚肉を平気で食べる日本人が出汁まで含め豚肉を一切含まない食事を提供するのはなかなか難しい。まして，ハラール食となるとなおさらである。イスラム圏の人は食事に面倒くさいという偏見が生じる。それは自分たちがそうでないからに過ぎない。

　自分たちが日頃していることは外国人もする，或いはしないことは外国人もしないという思い込みは日常のはしばしに出てしまい，同じようにできない外国人を奇異の目でみたり，面倒くさがることは現代でもよく起こる。まず，そういう自分の内なる偏見をチェックしてみよう。

3) 外国人の振る舞いはあなたと違うことは当然なのである

　異なる風土で育ち，異なる養育をうけている外国人の振る舞いは日本人と違うことは当然である。でも，そのことを理解しないと思わぬ誤解が生じたりする。例えば，すぐに謝罪して場を取り繕う傾向のある日本人に対し，外国人の

中にはなかなか謝らない人が多い。これは謝ることに対する考え方の違いである。「とりあえず謝れば済む」というふうには思わないからである。自分の非を認めればなにか償いをしなければいけないと思えばなかなか謝る行為には結びつかない。こういうことが日本人には腹立たしく思えることがある。あるいは親愛の情を表すのに日本人は非常にシャイであるが，外国人の中にはハグをしたりキスをする人もいる。これは別に特段の好意があるからではなく習慣である。あるいは外国人の中には，話すときにじっと相手の目を見る人がいる。日本人はそういう習慣がないので戸惑うがこれも文化の差である。日本では行儀の悪いこととされるが，腕組みして相手の話を聞くのは敬意の表現という国もある。

　このように振る舞いは文化背景によってさまざまであり，日本人のものと大きく違うことがある。そこをきちんと理解しないと誤解が生じ，不毛なトラブルの原因になることがある。

4）外国人は日本人が使える行政や地域のサービスを知らないことが多い

　医療を受ける時に医療保険を使えることや，生活が苦しい時に生活保護が受給できることなど，日本人にとってはあたりまえのさまざまな行政や地域のサービスについて外国人は知識が薄い。一昔前，途上国から難民としてやってきた人が殺人犯罪を起こした際，自分のこどもたちまで殺してしまった事件があった。後で聞くと，自分が刑務所に行くとこどもを育てることのできる人がいないと思ったからであった。自分の国には児童保護施設はなく，孤児はホームレスにならざるをえないと思ったうえでの行動だった。同様に途上国から来た妻は日本人の夫が病死した際，それは自分のせいで自分は刑務所に入れられる，あるいは生活力がないので処刑されると本気で心配し，受診に至ったケースがあった。外国人は自分の国での行政や地域のサービスを日本の状況に当てはめる人が多く，しっかりと伝えてあげないと日本の行政サービス，特に地域や福祉のサービスが理解できないし，使えない。外国人のためにそれぞれの自治体に国際交流協会といったものがあることも知らない人がいる。特に東日本大震災のような災害時に情報が得られず不安におびえていた人も多い。外国人に接触する日本人は，外国人は基本的に情報過疎地にいると理解してかかる必要がある。

5) 外国人はどんな時こころが折れるのか

外国人を支援する日本人として，外国人はどんな時こころが折れやすいのか知っておくことは重要である。移住や難民受け入れが盛んなカナダで行われた調査で明かされたことは以下のようなことである（Canadian task force on mental health issues affecting immigrants and refugees, 1988）。

① 自国にいた時より自分の社会的地位が下がったり，生活が苦しくなったこと
② その国の言葉を話せないこと
③ 家族がばらばらになっていて家族を呼び寄せられないこと
④ その国から歓迎されていないと感じること
⑤ 同じ国出身の人と会うことができないこと
⑥ 難民のようにやってくる以前に大きなこころの傷を抱えていること，あるいはずっとストレスにさらされていること
⑦ 移り住むことによって精神的に不安定になりやすいのは高齢者と思春期のこどもたち

例えば，自分の国では弁護士だった人が日本では工場労働者として働かなければいけない状況ではこころが傷つきやすい。また，なかなか日本語がうまく話せない人はうつっぽくなりやすい。こういうことから外国人への適切な就労支援と，日本語教育支援がなにより必要であることがわかる。

次に，家族と離れている人，同国人のコミュニティがない人もこころが折れやすい。このことに関してはカナダでベトナム難民を対象にした興味ある研究がある（Beiser M, 1988）。ベトナム系ベトナム人の群と，中国系ベトナム人の群を何年かにわたって調査した。また，その中で家族と暮らしている人と単身者の群も観察した。その結果，もっとも抑うつ傾向を示したのは，ベトナム系ベトナム人の単身者の群で，もっとも健康だったのは家族のいる中国系ベトナム人の群だった。中国系ベトナム人は大きなコミュニティに包まれているが，ベトナム系ベトナム人のコミュニティは小さい。これらの調査の結果は，外国人は家族がいて，同国人のコミュニティの支援を受けている方がこころが折れにくいということを示すものであった。これが難民や移住者が家族を呼び寄せるための政策，また，民族コミュニティの形成を援助する活動は重要であることを示している。また，日本にいる外国人が，日本に歓迎されていないと感じ

ることはメンタルヘルス上危険である。上記したような日本人からの誤解，差別，偏見はそういう傾向を助長する。支援とは彼らを歓迎する姿勢をもつことから始まるわけである。多文化共生とはまず相手を受け入れる態度から始まると言ってよい。

　難民のなかには難民化の途上で拘束されたり，拷問や強姦を受け心的外傷後ストレスを持つ人も少なくない。また，長い逃亡の旅で絶えず精神的ストレスにさらされている人もいる。これらの人々には医療的治療や心理的支援が必要である。しかし，現状では難民，とくに難民を申請している途上の人は経済的にも苦しく，そのような治療や支援が受けられない人が大半である。また，自分たち自身や周囲も，医療的治療や心理的支援が必要という認識に乏しい場合もある。長く家から出られなかったり，不眠や抑うつに悩んでいるケースもある。支援者は外国人が精神科治療を必要とするかどうかを見極める必要もある。

　また，高齢で外国にやってきた人は，異なる文化への適応も遅く，故郷を離れることで失ってきたものも多く（土地，風土，友人，財産，社会的地位など），その喪失感からうつになりやすい。また，思春期世代はまだ自己同一性が完成していないので，新しい文化と元の文化のギャップでどちらが自分のものなのか悩むこともある。カナダに移住した日本人の二世や三世がまわりからバナナと呼ばれてさげすまれたこともある（見た目は黄色いが，中身は白いということで容姿は日本人だが，文化は白人のものになじんでいるということ）。こういうことが思春期世代の生きにくさに通じ，中には非行に走ったりドラッグに身を染める例がある。その意味で，世代としては高齢期と思春期の人たちがこころが折れやすい傾向があると言える。

6）外国人のこころの病み方は必ずしも日本人と同じではない

　身体の病気の場合は，どの国の人でも同じような症状を持ち，同じような診断に至ることが多い。しかし，こころの病み方は文化背景や民族によってかなり違う。それは病気が異なるということでなくて，病気の表現型が異なるということである。例えば，うつ病の表れ方は，欧米圏の人の場合，直接「気持ちが落ち込む」という抑うつ症状を訴えることが多い。しかし，アジア，アフリカ圏の人はそういう心理的なことを訴えることが少なく，頭が痛い，喉がつまる，心臓が痛い，手が震えるなどの体の症状を訴えることが多い。内科などにかかって原因となるべき疾患はないということで精神科に来てうつ病とわかる

ことが多い。アジア，アフリカ圏の人が体調不良を訴えた時，それはこころの病気の表現ではないかと考えてみることも必要である。

　不安の表現も文化によって差がある。中国の奥地では不安が極端に昂じるとコロといわれる病気になると言われる。これは男性のペニスが体に埋もれてしまう病気である。マレー半島では過度に驚愕すると体がフリーズしてしまうラターという病気がある。日本では人前に出ることを極端に恐れたり，赤面したり，自分の視線が人を傷つけているのではないかと思う対人恐怖症という病気がある。これらはそれぞれの国や地域の文化に根付いた特有の病気で，「文化結合症候群」と呼ばれる。このようにこころの病気は文化によって独特な表現型をもつ。一般にうつや不安をこころの問題ととらえるのは欧米圏の文化で，アジア・アフリカ圏ではうつや不安をこころの問題ととらえる考え方に慣れていないと考えたほうがいい。そのような問題が，精神医学や臨床心理学の対象であるという発想には大きな抵抗がある。自分で克服すべき問題であるという自覚をもっている。それゆえ，発見も遅くなるし，介入も難しい。うつや不安も身体の問題と同じように治療でき楽になれるのだということを粘り強く説明していくほかはない。

7）あなたが相手の立場をよく理解することが支援の第一歩である

　いうまでもないことであるが，相手の外国人がどういうニーズをもっているかを知ることが支援の一歩である。そのためには相手の考え方，態度，習慣，総じて文化というものをよく理解せねばならない。これは一朝一夕にできることではない。間違うこともあるであろうが，その間違いから学びながら理解を深めていくことが必要である。

チャート3　ではどうアプローチするのか

1）"How can I help you?"（どんなお手伝いができますか）という精神で

　外国人が道がわからなくて困っていそうな時などに使う言い回しである。外国人がすべて支援を求めているわけではない。介入を迷惑だと考える人もいるはずである。だから，もしお困りなら力になりますよ，というふうに支援を強いずに相手に決めてもらうアプローチが適切である。

2）困っている部分にだけ介入し，それ以上は求められない限りしない

　病院に連れて行ってほしいという要求があればそれは手伝うとして，その過程で，相手の生活が見え，もっとああしたほうがいい，こうしたほうがいいという思いが出てくるかもしれない。でも，それは相手にとって「余計なお世話」であることが多いので，介入しないほうが望ましい。あなたとよい関係ができてくるとおのずとさらにいろいろな支援を求めてくるものである。

3）相手の意見は否定せず，まず受容的に受け入れる

　たとえばどう考えても医療を受けた方がよい状態にある人が，どうしても医者に会うのがいやだと言った場合，医者に会うのがよいという自分の意見を押し付けるのでなく，なぜ医者に会うのがいやなのか，その人の考えをじっくり聞く。こういう時，彼らがもっている考えを「説明モデル」と呼ぶ。民族的なあるいは文化的な説明モデルがあるのかもしれない。その説明モデルを知り，その説明モデルにかなった支援を提供することは重要である。例えば，深刻なうつだと思われる人に精神科に行こうと言っても頑強にいやだと言うとしよう。説明モデルは，母国では精神科（精神科病院）に行くことは気のおかしい人のすることであり，そんなところへいけばもう二度と村社会には受け入れてもらえないというものである。精神科に行く＝気のおかしい人という概念を取り払えないわけである。日本という国ではそういう概念はないことを説明すると同時に，どうしてもそういう恐怖心が取り去れないなら，まず内科医（身体科の医師には抵抗が少ないものである）に診てもらうことを薦めるのも一案である。

4）まずは少しの支援を息長くおこなってラポールをつくること

　外国人コミュニティの中にはあまり日本人が入ってくることをよしとせず，拒否的な団体もある。たくさんの支援者がきたが，中途半端で消えてしまったとか，ただ調査の対象にされただけというような不満が聞かれる。これは日本人の支援者の姿勢が自分勝手で，そのために日本人との関係に亀裂が入った例である。つまり支援者との間に良好な関係（ラポール）が築けなかったからである。外国人支援をしたいと思うなら，大きな支援をするより，支援者の身の丈にあった小さな支援を途切れることなく，息長く行っていくことが必要である。そのことによって，相手との間にラポールを築くこと，そして信頼を獲得することが何より大切である。

5）あまりに家族的になることも問題である

　支援者の中には被支援者と友達になろうとする人もいる。それも一つの考え方であるが，プロフェッショナルな支援者である場合は「中立性」が必要である。あまりにプライベートな部分まで入り込むとその中立性が保てなくなり，相手の立場に過剰に同情し，支援以上のことをしてしまうことがある。例えば，金銭的な補助をしたり，保証人になったりすることや夫婦の離婚問題に首をつっこんだりすることがあげられる（弁護士が難民の保証人になる場合などは別である）。つまり個人が支援できる容量を超えて支援すると，結果として自分が苦しくなり，どこかで撤退せざるを得なくなる。その結果，相手との関係が崩壊することがある。あるいはあまりにプライベートなことを知りすぎて相手に嫌われてしまうことがある。

　プロフェッショナルな支援には支援をしつつも支援の限界も冷静に見つめている姿勢が求められる。残念だが個人の力ではできないことも多い。それを見極めておくことは重要である。

チャート4　何が支援になるのか

　ここでは考え方としてマクロ，ミクロ，メソな支援があると整理するのがよい。

1）マクロな支援

　国家による支援，あるいは自治体による支援である。国家レベルでは内閣府，法務省，外務省，厚生労働省，文部科学省などが担当している。そもそも，日本にどう外国人を受け入れ，彼らの身分，待遇，保健問題，就学問題などをどうするかの大方針をだすのが国である。外国人にとってヴィザの問題は大変重要である。この発行は法務省入国管理局によって行われる。難民申請の認定なども法務省入国管理局の管轄である。難民認定申請者にとっては認定がでることがもっとも大きな支援であり，この生殺与奪の権利を握っているのはこの省庁である。しかし，そもそも今後の外国人政策をどう立てていくかのような大方針を決めるのは内閣である。日本の人口減少を外国人の受け入れによって補うか否か，難民の受け入れを促進するか否かなどは政府の中枢で決定されている。入国してきた外国人の保健，医療，福祉の問題を担当するのは厚生労働省

である。ただし，ヴィザの身分によって保健，医療や福祉のサービスを受けられるかが決まるので，法務省の政策と連動していると言える。

　こどもの就学の支援は文部科学省の管轄である。日本ではどのような外国人であれ，こどもの就学の権利は保証されている。難民認定申請中の生活困窮者へ，一定の期間金銭的保護を与えるのは外務省である。国家はこのように外国人の生活に関してマクロな支援を与えている。

　また，各自治体には個人への窓口や国際交流センターがあり，外国人への相談業務，生活支援業務を行っている。国際交流センターと連動して，ボランティアでの日本語教室があったり，生活支援団体があったりする。

2) ミクロな支援

　個人が外国人個人や家族を支援することである。全くのボランティアとして行う場合から団体の職員として行う場合まで多様である。個人の支援は当然マクロな支援のあり方によって限定されてくる。難民認定申請者を支援する場合，本人がもっとも望んでいる難民認定は個人ではどうにもならない。しかし，その人の生活の困難さをなんとか改善するような働きかけはできるかもしれない。難民支援団体の職員であれば，団体として難民認定の数をもっと増やすような政府への働きかけも可能であろう。あるいは，病院への付き添いや，利用できるサービスを教えること，日本語教室の紹介，個別の悩みの相談にのることなどできる。外国人どうしのコミュニティ形成を手助けもできるかもしれない。自らが日本語教室の先生になることなども個人でできる支援である。小さな営みであるが，直接外国人とかかわる支援である。

3) メソな支援

　マクロとミクロの中間の支援である。外国人を支援する NGO, NPO などもメソな支援を行う団体である。言葉の教室，子育て広場，医療通訳団体，難民支援団体など多種多様にある。直接マクロな政策にかかわることはないが，これらの団体がもつ力は大きい。行政もすべてのサービスをカバーしきれない分NGO, NPO を頼りにし，補助金などを出している。個人の支援とこれらの団体の支援が協働すれば外国人支援はもっと充実してくるとおもえる。

　また学術団体の支援もメソな支援であろう。多文化間精神医学会[注1]は行政的な力は持たないが，外国人のメンタルヘルスを守るという方針をもって活動

している。その活動を行うのは個々人であるが，学会は社会的責任を負っているといえる。あるいは，港町診療所[注2]，四谷ゆいクリニック[注3]，めじろそらクリニック[注4]などの多文化外来を持つクリニックの活動もそうであろう。外国人を専門に診療する医療機関は非常に少ない。それだけに外国人の医療は求められている。そのニッチな分野を担当しているこれらの医療機関の存在は今後マクロな政策にもインパクトを与えうるという意味で貴重である。

文　献

Canadian task force on mental health issues affecting immigrants and refugees（1988）Review of the literature on migrant mental health. Canada.

Beiser M（1988）Influence of time, ethinicity and attachment on depression in Southeast Asian refugees. Am J Psychiatry 145, 46-51.

注1）多文化間精神医学会：海外駐在員の適応問題，日本国内における外国人労働者の適応問題，難民問題，宗教・民族問題などを多方面から専門的に追及するために1993年に設立された学術団体 http://www.jstp.net/

注2）港町診療所：外国人診療（内科，外科，心療内科を含む）も行う医療生協
　〒221-0056 横浜市神奈川区金港町7-6　（045）453-3673

注3）四谷ゆいクリニック（心療内科，精神科）ラテン系患者を中心に幅広く多文化診療に携わるクリニック
　〒162-0845 東京都新宿区市谷本村町2-23 京都荘ビル1F　（03）5225-1291

注4）めじろそらクリニック（精神科，心療内科）英米語圏，フランス語圏患者と難民，難民認定申請者を中心に幅広く多文化診療に携わるクリニック
　〒161-0033 東京都新宿区下落合3-16-10 大同ビル3F　（03）5906-5092

パートⅡ
立場で違うこころの問題①

1 本人の場合

秋山　剛

チャート1　外国人の立場やあり方とは

　この章では，外国人のメンタルヘルスの問題の起こり方の背景として，外国人の立場やあり方にいくつかの区分があること，本書でいう「外国人」の説明，短期適応・長期適応の区別，長期適応のためのカウンセリングなどについて述べる。

チャート2　知ってほしいこと

● 立場やあり方の違い

　海外渡航者の立場は，観光や訪問などを目的とする旅行者，留学や就労を目的とし本国への帰国を予定している一時滞在者，渡航国への定住を目的とする定住者の3つに大別される。これらの群によって，日本渡航への動機が異なり，メンタルヘルスの問題の起こり方にも違いがある。異文化渡航で発生する症状は一般には特に特徴がなく，いろいろなものがみられることが多いが，中には特異的な症状が出現する場合もある（表1）。

① 旅行者

　旅行者群では，幻覚や妄想に基づいて「外国に行けば救われる」と思い込む「病的旅」（チャート4　事例A参照）や，旅行をきっかけとする精神病状態「旅行精神病」が出現することがある。こういった人々は，成田や羽田といった国際空港で対応されることが多い。

表1　立場やあり方による違い

立場	日本への渡航の動機	特異的な病像，病態
旅行者	精神病的な希求	病的旅（幻覚妄想状態，もうろう状態）
	明確ではない	旅行精神病（各種の病像）
一時滞在者 （本国型）	本国での業績発展の一過程	
（自発渡航型）	モラトリアム 心理的葛藤の解決	特異的なものはない
（滞在国志向）	モラトリアム 心理的葛藤の解決 日本文化への同化の試み	
難民	外部状況による強制	解離性障害，不安性障害
一般移民	滞在国への同化の志向 生活水準の向上	特異的なものはない

② 一時滞在者

一時滞在者群は，本国への帰国を予定して渡航しており，本国文化への同一性（自分は何人であるという考え）が基本的には保たれている。一方，留学や就労など自己の同一性（自分のあり方）に大きな影響を及ぼす活動を数年間外国で行うことを選択しており，モラトリアム的傾向（将来どうなりたいかという決定を棚上げにすること）が見られることがある。また，生育歴上に見られる本国文化になじめない感じや自己実現の挫折などの葛藤が渡航動機に関連している場合もある。しかし，渡航国の国籍を取得しない間は，現地で就職しても昇進などに限界があり，モラトリアムから脱するための模索が中途で挫折し，それをきっかけにメンタルヘルスの問題が発生することがある。

一時滞在者群を，さらに所属する組織によって分類すると，大使館員や企業社員など本国の組織から派遣される本国型，語学教師，自営業者など組織に所属しない自発渡航型，滞在国の組織に雇用される滞在国型に分かれる。本国型の場合，渡航は本人の自発的な希望によるとは限らず，業務上の指示である場合がある。異文化接触の程度は比較的低く，生活基盤や身分の保障は安定している。自発渡航型では，渡航は本人の自発的選択により，滞在中の生活基盤に対する所属組織の援助はない。滞在国型では，雇用されている現地の組織の援助が受けられる一方，言語をはじめとして滞在国の文化への同一化の要請は高い。留学生は，自発渡航型ないし滞在国型に近い（秋山ほか，1995）。

③ 定住者

定住者群のうち，難民では，渡航は政治的迫害や極度の経済的困窮など外部状況に強制されたものであり，外傷体験に起因する解離性障害，不安性障害がみられる。一般移民は，滞在国への文化的な同化または生活水準の向上を目指していることが多い。

本書では，難民について鵜川ら，国際結婚について石井あら，中国人について檀ら，家族の問題について田中，児童の問題について松丸の解説がある。

● **本書でいう外国人**

「外国人」には，「国籍が日本でない」という形式的な側面と「日本語，日本の社会体制や文化がよく理解できない」という実質的な側面があり，実質的な側面がより重要である。在日外国人の三世，四世といった世代になると，「国籍は日本ではないが，日本語，日本の社会体制や文化の理解には問題がない」という人がいる。こういった人々は，本書でいう「外国人」の対象とされない。

異文化間適応は，渡航当初の外部環境の変化に対する短期適応と，滞在がより長期化した場合の文化的同一性に関わる長期適応に分けて考えることができる（秋山，1991）。

● **短期適応**

短期適応は通常カルチャーショックと呼ばれ，ハワイ大学のブリズリン教授らが短期適応に関わる18の要因をあげている。以下に，各項目について，ブリズリンらが述べている説明をあげる。ブリズリンらは，18の要因相互の関連について特に分析しなかったが，筆者はこれらの要因の渡航前後の流れについて分析した（図1）(Brislinほか，1986 一部筆者改変)。

Aは，渡航者が異文化において違和感を覚える文化の各領域を示し，ある文化の構造を表しているとも言える。Bは，各個人の自分の文化に対する意識をあらわす。Cは，異文化渡航後の直接の異文化体験を表し，Dは人間の認知機能を表す項目からなっている。

渡航者は，元々ある構造を持った文化（A・自文化）の中で，ある文化意識（B）を持ち，Dの推論・解決機能（D・自文化）を用いながら暮らしている。しかし，渡航前にはこれらの要因の存在は，通常特に意識されていない。異文

1　本人の場合　17

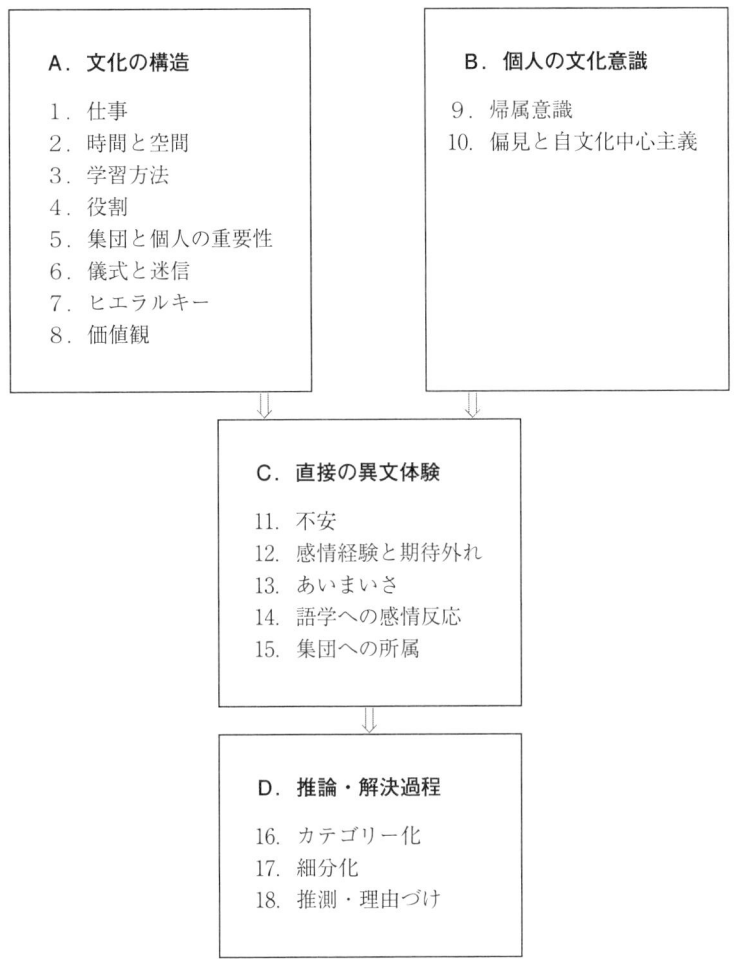

```
┌─────────────────────────┐      ┌─────────────────────────┐
│  A．文化の構造           │      │  B．個人の文化意識       │
│                         │      │                         │
│   1．仕事               │      │   9．帰属意識           │
│   2．時間と空間         │      │  10．偏見と自文化中心主義│
│   3．学習方法           │      │                         │
│   4．役割               │      │                         │
│   5．集団と個人の重要性 │      │                         │
│   6．儀式と迷信         │      │                         │
│   7．ヒエラルキー       │      │                         │
│   8．価値観             │      │                         │
└─────────────────────────┘      └─────────────────────────┘
            ⇩                                ⇩
            ┌─────────────────────────────────┐
            │  C．直接の異文体験              │
            │                                 │
            │  11．不安                       │
            │  12．感情経験と期待外れ         │
            │  13．あいまいさ                 │
            │  14．語学への感情反応           │
            │  15．集団への所属               │
            └─────────────────────────────────┘
                          ⇩
            ┌─────────────────────────────────┐
            │  D．推論・解決過程              │
            │                                 │
            │  16．カテゴリー化               │
            │  17．細分化                     │
            │  18．推測・理由づけ             │
            └─────────────────────────────────┘
```

図1　短期適応に関わる項目

化への渡航に伴って，文化の構造はA・自文化⇒A・異文化と変化し，Cの（不快さを伴う）直接の異文化体験を引き起こす。Dの機能はもともと自文化の中で形成されているので，それをそのまま異文化経験の理解のために用いると，不適応要因になる。異文化適応をはたすためには，このDの機能が異文化の環境に合わせて再調整される必要がある。（D・自文化⇒D・異文化）これが，短期適応における，異文化適応の課題である。

■ 文化の構造

1. 仕事：業務とつきあいの関係，上司と部下の間の権力の差，仕事のストレス，平均滞職期間，個人の裁量権，性差などについて，文化の間で違いがみられる。

2. 時間と空間：時間については，各文化にはおおまかな単位時間があり，約束に遅刻する場合，1単位時間以下の遅れであればほとんど言い訳を必要とせず，2単位時間くらいの遅れであれば簡単な言い訳が必要で，3単位時間以上の遅れについては事情を説明し謝罪することが必要になるという。そして，この単位時間は，西欧や日本においては一般に5分くらいと考えられるが，アラブ文化圏などでは30分のところもあり，異文化間の誤解を生じさせる。また，空間については，各文化により最適とされる対人間の距離に差があり，ラテン系では近くアングロ・サクソン系では遠いという。この違いに基づいて，相手が自分を圧迫してにじりよってくるとか，逆に冷たくよそよそしいなどの誤解が起こる。

3. 学習方法：各文化によって，テキストを用いた学習方法を多用するか，実習のような体験学習を重んじるかといった相違がある。

4. 役割：子どもや老人の役割，生活がどれくらい家族中心に行われるか，男女の役割，つきあいにおける適切な振舞い方などに，文化により違いがみられる。

5. 集団と個人の重要性：個人より集団に重きをおくことは，アジア諸国，ラテンアメリカなどに見られるが，なかでも日本において強くみられる。

6. 儀式と迷信：どんな文化にも儀式，迷信はあり，その文化の人々にとっては大切な儀式が，他の文化の人には迷信と見られがちである。

7. ヒエラルキー（階級と地位）：階級，地位といった区別はどの文化にも見られるが，何がそれを決めるかが異なる。また，ある職種，例えば教師に対して払われる敬意に，文化によって大きな差がみられる。現在でも，召使という階級が存在している文化圏もある。他の側面として，先進国，経済的に繁栄している国から渡航してきた人は，単にその理由だけから尊敬を払われることが多い。

8. 価値観：個々の価値自体は共通している場合でも，異なる文化の間では，どの価値がどういう場合に重んじられるかという価値体系が異なる。（例えば，協調性と自己主張能力のどちらを重んじるかについては，日米の間で文化差が

ある）

■ 個人の文化意識

9. 帰属意識：人間には，家族，友人，先輩などとの，社会的な活動の共有，愛着，連帯感，自己評価へのサポート，指導などからなる帰属意識が必要であるが，異文化への渡航に当たっては，それが失われる。

10. 偏見と自文化中心主義：偏見には，複雑な情報を整理する，自己像を保護するといった機能がある。自文化が世界の基準であるという自文化中心主義は世界的に広く見られる。

■ 直接の異文化体験

11. 不安：異文化適応に不安はつきものである。緊張感，被害的な思い込みなどの症状として現れる。また，過度の異文化体験の負担から燃えつき状態（burn out）になることがあるほか，不安の裏返しとして，「旅の恥はかき捨て」といった，普段の社会的な規範のたががはずれた行動が示されることがある。

12. 感情経験と期待はずれ：感情経験から不定愁訴（例：頭痛，肩こりなど）が出現することがあり，期待はずれから欲求不満が生ずることが多い。

13. あいまいさ：異文化滞在中には，さまざまな情報が不足するが，それにもかかわらず重要な決定を下さなければいけない。似た状況でも意味あいが異なることがあり，あいまいさへの耐性は，異文化適応における重要な要素の一つである。

14. 語学への感情反応：異文化適応において語学の習得は重要である。しかし，言葉で表現できず身振りなどに頼らなければならない，間違いが避けられない，人に教えてもらわなければならないなど，渡航者は子どもがえりしたような状況におかれ，自己評価への傷つきが起こる。

15. 集団への所属：渡航者は自分が所属していた集団を離れて渡航するので，現地の集団に所属したいと思うが，現地の人は既に所属集団を確立しており，渡航者の集団への所属を受け入れるのに時間がかかる。また，どういう相手に対して，集団への所属を認めるかという基準にも，文化差がある。

■ 推論・解決過程

16. カテゴリー化：人間は，認識を進める上で，似たものを集めカテゴリー化する。過去のいくつかの例に基づいてカテゴリー化を行うが，一般化が行き過ぎると，ステレオタイプな見方が生まれる。

17. 細分化：あるまとまった概念が，各状況においてどう区別されて用いら

れるか，ある概念にさらにどういう下位概念があるかを理解することが細分化である。例えば，アメリカ人はギリシャ人の公共の場での振舞いをみて，無礼であると決めつけがちであるが，同じギリシャ人が仲間に対しては礼儀正しいことを，見過ごしている。

18. 推測・理由づけ：人間は，相手がなぜある行動をとるか，といった理由を推測する。異文化での不適応事態においては，理由づけを考える際にいろいろな状況的要因を考えにとりいれられず，短絡的な結論をくだしてしまうことが誤解のもとになる。

● **長期適応**

上述のように短期適応は，認知機能の変化を課題とし，通常は渡航後数カ月から1，2年で達成される。しかし，短期適応とは別に，渡航動機における個人的な葛藤の解決を課題とする長期適応という段階が存在する。長期適応については，事例のEで説明する（秋山，1991）。

チャート3　ではどうアプローチするのか

立場やあり方の違いについて述べたように，外国人の心の支援をする際に，渡航動機，日本における滞在状況について確認することが必要である。

短期適応と長期適応については，表2に対比を示す。短期適応は通常渡航後数カ月から2年くらいで達成されるが，長期適応の問題が出現するのは渡航後数年たってからである。短期適応では文化的同一性は変化しないが，長期適応

表2　短期適応と長期適応

	短期適応	長期適応
渡航期間	通常数カ月から2年くらい	4, 5年以上
文化的同一性	基本的には変化しない	変化，拡張，統合が起こる
適応の主題	外部環境の変化に対応する認知機能の再調整	個人の内的葛藤への洞察
プロセスの性質	連続的，移行的	不連続的な点を含む
普遍性	普遍性が高い	個別性が高い
援助の手段	レクチャー，適応援助プログラムなど「集団」を対象とする手段	カウンセリングなど「個人」を対象とする手段

では文化的同一性の変化，拡張，統合が起きる。また，適応過程の課題は，短期適応では，認知機能の再調整であるのに対して，長期適応では，個人の内的葛藤への洞察が課題である。プロセスの性質は，短期適応が連続的，移行的であるのに対して，長期適応では不連続的な点がある。そのため，長期適応の挫折の方が，メンタルヘルスの問題として出現しがちである。

短期適応はより普遍性が高く，レクチャーや適応援助プログラムを通じた，集団を対象とする援助が適している。一方，長期適応では，個人的な葛藤を乗り越えながら，文化的同一性を変化，拡張することが課題であるために，長期適応の課題に対しては，カウンセリングによる個別性を重んじた援助が適していると考えられる。

長期適応へのアプローチについては，チャート5「長期適応の問題に気がつくコツ，気がついたときにどうすればよいか」で説明する。

チャート4　よくみられる支援例

立場やあり方が違う場合のメンタルヘルスの問題の現れ方について，自験例をあげ，長期適応に問題を来した一時滞在者例について，解説する。

● 旅行者

A　37歳　男性　未婚　元臨床検査技師　アジア系アメリカ人　統合失調症

Aはアジアの α 国で出生し，まもなく家族とともにアフリカの β 国に渡った。19歳の時，奨学金を得てアメリカの理学系の大学へ入学し，留学生寮に入った。しかし，Aはアメリカの開放的な文化になじむことはできなかった。大学を卒業する頃から，「寮の舎監に隠しカメラでスパイされている」「寝ている間に口の中に尿，糞便を入れられる」などの妄想が生じた。大学卒業後，臨床検査技師の資格を得てアメリカ国籍を取得し病院に勤務したが，自分の疾病についてはアメリカの病院の治療を拒否し，病状は悪化した。妄想は広汎に体系化し，舎監，大学から，州知事，連邦政府，大統領にまでおよんだ。35歳頃，妄想的迫害から逃れるためのイギリス，β 国，インドなどへの旅行が開始されたが，状態は変わらず，「日本は西欧文化に負けない水準を持つ唯一の非西欧文化国だから」という理由で来日し内科医を受診したが，内科医から「精神疾患ではないか」ということで紹介され入院した。上述の妄想の他「脳からエネルギー

が漏れ出る」「時間を奪われている」など，自我漏洩感や時間体験の異常が見られたが，金銭管理などの現実的な対応は可能であり，数日で退院となった。

● **本国型一時滞在者**
B　49歳　男性　既婚　米国企業日本支店長　フランス人　抑うつ状態　強迫神経症

　Bはフランス，ノルマンディー地方北部のγ市の貧しい家庭に生まれた。父親はアルコール症で定職がなく，主婦の母親は情緒不安定で，両親との間には葛藤が絶えなかった。Bは苦学して一流大学の大学院を卒業し，大手企業に就職した。しかし，自分の家族や生育に強い劣等感を持ち，人づき合いも苦手であったため，人事の主流をしめる国内勤務を避け，自ら海外勤務を希望した。来日後も，いろいろな症状が続く，筆者を初診した時の主訴は，抑うつ気分，睡眠障害，意欲や楽しみの喪失，希死念慮，アルコールの過飲などで，症状が出現したのは大学院生の時ということであった。大学院時代に症状は一旦改善したが，就職後南米で支店長をしていたときに再発し，この時には「仕事を失って貧しくなる」という強迫観念や，仕事の細部への確認傾向も出現した。渡日後は3回目の病相であった。Bは大学院時代に交際していた妻と若くして結婚していたが，早すぎた結婚を悔やみ，妻との関係は悪化していた。海外勤務が長期間にわたりBには望郷の念が募っていたが，同じ会社にとどまるのであれば国内勤務に変わる可能性はなく，故郷に戻るために転職すれば収入が減少するというジレンマがあった。数ヵ月の精神療法の後，日本での勤務を続けるが妻とは別居することを決意し，治療は終結された。

● **自発渡航型一時滞在者**
C　32歳　男性　未婚　留学生　フランス人　自己愛人格障害　うつ状態　自発渡航型

　Cは技術者の父，主婦の母の間の一人息子としてフランス中部の小都市で出生した。父も母もCに高圧的，支配的に接し，両親いずれとも関係は良くなかった。体が小さく，スポーツが不得意で，男子としては珍しくパイプオルガンの演奏を趣味としていた。そのため同輩から孤立し，強い劣等感と優越感の両方を持っていた。フランスの大学で哲学を専攻した後，フランス文化やキリスト教文化を狭量であると批判し，仏教の伝統との融合を企図して来日した。C

は多国語に才能があり，仏語，英語，独語，ラテン語，ギリシア語のほか，日本語を含むアジアの言語数カ国語で文献を読むことが可能であった。来日後δ大学の哲学科の大学院に在籍したが，Ｃの論文執筆作業が進まないことから教官に批判され強い葛藤関係におちいった。同僚の間にも，友人や相談相手はいなかった。仏教関係者と接触，対話したものの，Ｃの「融合哲学」は，理解，支持されず，来日後はむしろキリスト教会への関わりを深める面もあった。初診時の主訴は，抑うつ気分，集中困難，過眠，希死念慮であった。面接では，ε大学，仏教関係者，フランス人の知人など，Ｃの周囲のほとんどの人への不満を一方的に述べ立て，大学の教官や同僚へは「自分に嫌がらせする」という被害感もみられた。不満は特に，キリスト教文化‐西欧の分析哲学と仏教文化を融合させようというの「願望」の価値が認められないことにあった。しかし，来日後は二つの文化への両価的感情はそれぞれむしろ強まっており，Ｃの内面での統合作業は行き詰まっているようであった。また，来日後両性愛傾向が顕在化しており，キリスト教の教義との関係からこのことにも強い葛藤感情を抱いていた。面接では，Ｃの願望への支持，両性愛傾向への受容を求めるのが常であった。初診から約２年後，博士論文の進捗がないことから奨学金の打ち切りが決定された。その直後に，意図的な自殺であったかどうかは不明であるが，相当量の服薬をしたのち死亡しているのが発見された。

● **定住者**

Ｄ　33歳　女性　既婚　会社員・主婦　インドネシア人　軽うつ状態

　Ｄは農場を自営していた父と主婦の母の間に，10人同胞の９番目として出生した。Ｄはアメリカの大学で知り合った日本人の夫と26歳で結婚し，28歳時に来日した。元来，融通性がなく，内向的だが怒ると抑制がきかない性格であったという。来日後，日本の会社に勤務したが，長女を出産後，「同僚が自分の悪い評判を流している」「友人が相談にのってくれない」「自分は直接的に意見を言いすぎるのか」などと悩みはじめ，焦燥感から夫への暴言，暴力が出現した。来診時，泣きじゃくりながら話し，悲哀，焦燥，意欲低下や軽い希死念慮などが認められたが，精神運動抑制，集中力の低下は認められなかった。Ｄの訴えを受容，支持するうちに，夫が長女の養育に協力するようになり，外国人の友人も出来るなどの環境の変化があって，病状が改善し，治療は初診後数カ月で終結された。

● **長期適応に問題を来した例**

　E　33歳　女性　離婚　会社員　イタリア人　うつ状態・摂食障害

　滞日歴10年のイタリア人の女性で，受診時33歳で，日本の酒造企業で語学教師として働いていた。日本人の夫と26歳で結婚したが，初診の半年前に離婚となっていた。Eは出生時里子に出され，音楽会社を自営していた養父母の一人娘として育てられた。しかし，養父母が忙しかったため，Eの養育は実際には近所の老夫婦に任されがちであった。幼時，遊び友達は白人ではなく，アルジェリア人など移民の子どもがほとんどであった。性格は内気で，人とつきあったり，自分の意見を主張するのが苦手であった。学業の成績は中位であったが，しばしば学校を休み，高校在学中には，養父母と衝突した後に家出をして連れ戻されたことがある。高校卒業後ただちには進学せず，本屋などで1年間働いた後，1年間海外旅行して歩いた。大学進学後，日本の古い文化的伝統や，日本人の受容的な対人関係に関心を惹かれた。もともと語学が得意であったこともあり，日本語と言語学を猛勉強して，通常の半分くらいの期間で学位を取得し，このとき「他の白人に追いつき追い抜いた」と思ったという。

　大学を卒業した後単身で来日し，就職した。日本語に堪能であり，各地を旅行して地元の人との交流を楽しんだり，趣味のサークルで日本人の友人を作ったりした。会社でも積極的に仕事に取り組み，来日後の数年間は非常に楽しく過ごしたという。また，やさしい日本人男性と交際し，相手の家族が大家族であることに魅かれて結婚を承諾した。

　やがてEは，言語学を自分の本当のキャリアとして発展させたいと思うようになった。Eはこの意図が，会社の語学教育プログラムの改善にもなると思い，会社にさまざまな提言をしたが，会社側は普通の語学教師以外の役割をEに求めておらず，希望は日本人の上司によって黙殺された。Eは，不満を上司に直接訴えることはできず，会社の勤務を休みがちになった。また家庭では，初診時5歳になる女児が生まれた後，英語と日本語のどちらで教育を受けさせるかについて，夫や夫の家族と意見が食い違ってしまった。Eが職場での不満に前向きにとりくまず過食に逃避する傾向があることもあって，夫との関係は悪化し，ついに離婚に到った。このような状況の中で，Eは，過食，抑うつ気分，意欲の低下，自己嫌悪，過眠などを主症状とするうつ状態を呈し受診となった。

■ **長期適応の課題に関する解説**

　Eは父母との間で良好な養育を経験できず，近所の老夫婦に養育された。性

格的には，内気で，攻撃心を内在させながら，学校や仕事をさぼるといった形でしか自己主張できない，受動・攻撃型の性格であった。日本の文化，日本人の対人関係への憧れを強く持って来日している。夫との結婚では，自分が求めていた「やさしい家庭」の実現を目指し，職場では言語学におけるキャリアの発展を求めたが，これらの願望が挫折したとき，うつ状態をもって発症している。

海外渡航を自ら望んで行う人の場合，生育史上家庭内で依存欲求が満たされなかった体験やうまく母国文化に適応できなかった体験が，渡航動機の背景にあることがある。この症例では，里子に出されたこと，養父母との関係が希薄で近所の老夫婦に養育されたこと，白人の友達がほとんどいなかったこと，高卒後にモラトリアム的な時期があった，などの特徴がある。

こういった人たちは，異文化への「憧憬」をもって来日することが多い。日本文化の場合，この憧憬は，しばしば「やさしい」「細やか」「受容的」など母性的なイメージである。そして，人々とのふれ合いへの希求は実際かなえられ，来日後，日本人のやさしさや暖かさに触れながら，通常より問題なく短期適応を果たしていく。

短期適応を果たした後で，彼らは「就職」「結婚」などの形で日本社会の中に入り込もうとする。ここで，壁-葛藤状況にぶつかるのだが，それは，余り意識せずに取り入れていた母国の文化の価値観や，生育史上の葛藤に由来する。例えば，Eの「娘に英語で教育を受けさせたい」という希望には母国の教育への評価があらわれており，「キャリアとして言語学の研究をすること」「自分と相手のために有用な提案をすること」は母国の文化の価値観に基づく行動である。これらの価値観は，母国滞在中には気づかれていなかったり，実現不可能として半ば断念されていたものであり，対人関係において「受容への欲求」が満たされた日本で初めて，これらの価値観の実現が図られている。

しかし，Eの意図は挫折してしまう。そして，「自己実現の挫折」に並行して，Eは「自分の主張が通らなかった際に，その不満を相手に伝えられず，引きこもってしまう」「引きこもりの状態で，過食にふける」などの，生育史に由来する葛藤に陥っていく。つまり，母国で得られなかった依存性への満足を日本への渡航で得ようとし，この企てが成功したために，かえってその次の段階の自己実現の課題に直面することになり，それが阻まれた状況の中で，もとからあった葛藤が強く現れ，精神症状の発現へと結びついたのである。

これらは，個人的な葛藤の発現という問題でありながら，文化的同一性の問題とも結びつく。というのは，こういった人たちは本来「生粋の××人」という文化的同一性を持っておらず，日本で挫折した後も母国へ帰国したがらない。
　「自己実現」という課題は，「願望の実現」という単純な形で達成されるものではなく，挫折と立ち直り，願望の修正，新たな目標の設定と達成といったプロセスを繰り返しながら，自己同一性の拡張という形で達成されるものであろう。Eのような人たちが，外国にとどまりながら，自己実現の達成を目指していくとき，自己同一性の拡張は，必然的に文化的同一性の拡張に結びついていく。言いかえれば，生粋の母国人でも日本人でもない，自分独自の文化的な位置を探し出すことになるのであり，ここで，個人的葛藤の解決が新しい文化的同一性の創造という課題と重なる。
　Eは，日本での定住を続けることを決意した。それまで勤めていた酒造企業を辞め，外国人の自助活動に参加しながら，外国人に日本文化を体験させるセミナーや旅行を主催して生計を立てている。また，前夫とも定期的に娘と一緒に会うようになり，こうした中でこころの安定を取り戻していった。

チャート5　長期適応の問題に気がつくコツ，気がついたときにどうすればよいか

　長期適応の問題に気がつくコツは，外国人から相談を受けたときに，この章での解説に基づいて，相手の立場やあり方を整理してみることである。こうすれば，相談されている内容がより深く理解できるようになり，相手が，母国文化から日本文化に移行する動きの中で，どのような葛藤をいだいているのかが，理解しやすくなる。
　長期適応の課題について，支援を必要とする事例の特徴をまとめる。
① 渡航動機に日本文化への志向がみられる。
② 渡航後数カ月から2年くらいで達成される短期適応には，あまり問題がない。
③ 母国文化について無意識のアンビバレントな葛藤がある。
④ 日本社会へのより長期的な適応の志向がみられる。
⑤ 長期的な適応の挫折と，渡航前から存在していた個人の内的葛藤が関連している。

また，長期適応での課題に対するカウンセリングのコツをまとめると，以下のようになる。
① 日本への渡航，日本社会への長期的適応の志向について，傾聴，支持する。
② 長期適応では文化的同一性の変化，拡張，統合が課題となるので，カウンセリングにはある程度の期間を要すると説明する。
③ クライアントの挫折と立ち直り，願望の修正，新たな目標の達成と言った不連続なプロセスについて，傾聴，支持する。
④ 長期適応の本質は，文化的同一性の拡張・創造にあるので，カウンセラーの指示は控える。

　日本への定住を志す外国人が増えるにつれ，長期適応への支援の必要性が高まると考えられる。長期適応の問題には，カウンセリングによる支援が必要であるので，気がついた支援者が自分でカウンセリングを行えない場合には，カウンセリング機関に紹介することが望ましい。外国人支援の際に，役立てていただければ幸いである。

文　献

秋山剛，五味渕隆志（1995）異文化間精神医学の展望．臨床精神病理 16: 305-319.
秋山剛（1991）異文化における適応過程の諸側面と精神科治療の臨床的問題について．京都大学学生懇話室紀要 21: 109-118.
Brislin RW, Cushner K, Cherrie C ほか（1986）Intercultural Interactions: A practical guide. SAGE, Beverly Hills.

2 配偶者の場合

田中　ネリ

　この章では，配偶者のこころの支援について述べる。読者の対象は，外国人のこころの支援を既に実践している，あるいは目指している，医療，福祉，教育，行政，ボランティア，と幅広い分野にわたると想定している。また筆者は，スペイン語が母語の日系ラテンアメリカ人の臨床心理士であり，スペイン語圏のラテンアメリカ人が主な支援の対象である。こういった筆者の立場，経験から配偶者のこころの支援について述べている。

チャート1　配偶者へのこころの支援とは

　こころの支援を考える際，一般に，相談者の個人史，現在おかれている状況での悩みにどう関わるかについて考える。支援の対象が外国人である場合，出身国如何にかかわらず，祖国を離れて移住をしている。このことに起因して外国人には二つの共通点があると思われる。

　一つめの共通点として，受け入れ国はマジョリティ，いわゆる多数派であり，外国から来た者は社会のマイノリティ，いわゆる少数派である。総務省統計局の平成26年12月22日の月報によると2013年，日本人人口124,501,302人に比較して2,796,384人が外国人であり，総人口の約2.2％を占めていた。外国人が増加傾向にあるものの，全体からみるとマイノリティである。

　マイノリティであることは，人にどのような影響を及ぼすだろうか？ Asch（1956）は社会的同調（social conformity）実験で，一人の人が自分独自の考えをもっていても，大多数の意見が違っていると，人数に圧倒されて多数派の意見に自分を合わせてしまうという現象を報告している。つまりマイノリティは自分の意見を抑えてマジョリティの意見に従ってしまう可能性がある。

以上から社会的同調とは，自分の意見を大多数に従う現象である。この実験で，皆がある意見を言っていても，ちがう意見を述べる人がいると，それに助けられて，自分独自の意見を発言しやすくなることが認められた。このことはマイノリティを支援する際に念頭におく必要がある。

　もう一つは Grinberg & Grinberg（1989）と Achotegui（2004）が指摘するように，自国を離れることは，別れと喪失の経験を意味する。Achotegui（2004）は，自国を離れて生活をする場合，人は7つの分野での喪失を体験する，と述べている。それらは，1）家族との別離：家族や友人と別れる，2）言語：使用していた言語が通じなくなる，3）土地：住み慣れていた土地を離れる，4）文化：馴染みの文化を離れ，別の基準と価値観からなる文化に出会う，5）社会的地位：母国社会での地位を失う，6）グループへの所属：自分が所属していたグループを喪失する，7）心身の健康：移住が大変である場合は心身の健康へのリスクもある。母国への帰国が予定されている一時的な留学や海外赴任と異なり，長期に渡って他国で暮らすということは，このように，慣れてきたものを手放さなければいけない，多くの喪失と分離の体験である。喪失とともに，慣れない環境に適応しなければならないという課題が加わり，慣れ親しんだ行動の仕方ではうまくいかないという状況の中で，自己有能感が低下する。自己有能感とは"自己が環境に効果的に影響を及ぼしているという感覚である"（碓井，1992）。外国から来た者にとってはコミュニケーション一つとっても，今まで有効であった言葉が新たな環境で伝わらない。慣れない言語で言いたいことを適切に表現できない，話しをしても相手に理解されない等，移住に伴って数多く無力感を抱く経験を味わう。外国人へのこころの支援では，多少わかりにくくても，相談者の語りに耳を傾けて理解に努めるのが重要である。この姿勢によって相談者が自分自身の気持ちや考えを安心して伝えるようになり，この経験が悩んでいる人の自己有能感の回復に役立つと思われる。

　また，配偶者へのこころの支援については，配偶者の社会的立場や夫婦の力関係に目を向ける必要がある。カップルの間に不平等な関係性がある場合，関係性をより平等にすることが配偶者へのこころの支援につながると考えられる。

> **チャート2**　知ってほしいこと

1）日本人と外国人配偶者との関係は制度的に不平等になりやすい

　外国籍の配偶者は日本人配偶者と離婚した場合，制度的に在留資格を失いやすいので，日本人パートナーに比べて不利な立場におかれている。日本の在留資格，いわゆるビザの対象とされる活動や身分で27種類定めており，大きく三つに分けることができる：

　a）就労活動に関する在留資格。
　b）就労活動以外の観光，留学，家族滞在に関する在留資格。
　c）日本人の配偶者等，定住者，永住者など，身分に関する在留資格。

　在留資格について，従来は入管法と外国人登録法の二元的な管理が行われていたが，2012年に一元管理を目的として改正が実施された（法務省，入国管理局）。それまで市町村が発行していた外国人登録が廃止され，在留カード交付と外国人の台帳制度による法務省の一元管理に変わった。この改正によって滞在期間が延長され，外国人配偶者が住民票に記載されないことがなくなった一方で，外国人配偶者が「正当な理由がなく，配偶者としての活動を6カ月以上行わない」場合，在留資格が取り消しの対象となるとされた。これは偽装結婚防止の対策であるが，夫婦に家庭内暴力（Domestic Violence：以降DV）等の問題があっても，外国人配偶者が自らの権利を主張しにくくなる恐れがある。また武田（2010）が指摘するように，「非正規滞在者」いわゆる在留資格のない外国人は「見えない人間」になる危険性がある。以前は非正規滞在者も外国人登録によって国民健康保険への加入や子どもが教育を受けることができたが，今後，住民票にのっていない人の心身の安全が懸念される（筧，2014）。文科省は法改正後も在留資格にかかわらず，子どもの就学を認めるよう，自治体に通知しているが，入学拒否の例も報告されている（李，2014）。非正規滞在者には，当初合法的に入国しているが在留期間を超過した超過滞在者（オーバーステー），また偽造パスポートで来日した者も含まれる。

　外国人配偶者の在留資格が定住者でない場合，日本人と離婚すれば在留資格を失うことになる。「外国人配偶者が未成年の子の親権をもって，養育している場合は在留資格を変更することがきる」，「子どもがいなくても専門性の高い職につき安定した生活ができる場合は，在留資格の変更ができる」とされているが，女性配偶者が離婚を選ぶ場合，在留資格が変化するという可能性があり，

関係性は平等とは言えない。

　この不平等な力関係がDVを生む危険性をはらんでいる（山岸，2012）。United Nations Entity for Gender Equality and the Empowerment of Women（男女平等と女性のエンパワーメントの国連機関，2012）も同様に，力関係の不平等性がDVの誘因であると指摘している。また関係の不平等性によるDVは，強い加害者と力の弱い被害者の間に生じるとは限らず，Wallace, Nosko（2003）が指摘するように，無力感や恥を抱いている者がDVの加害者になる場合もある。

　1990年の入管法改正によって，日系三世までとその配偶者等に，就労可能の定住者という在留資格が設けられた。日本の単純労働者不足の解消とラテンアメリカの経済不況・就職困難というニーズが合致し，一時，300,000人以上の日系ラテンアメリカ人が経済的な目的で来日した。この場合も，非日系人の配偶者が離婚すると在留資格を失うという不平等性があり，外国人コミュニティや家族の関係性に影響を与える。父親が日系三世，母親が非日系の両親がケンカした時に，小学校の女の子が「お父さんとお母さんが離婚したら，お母さんは国に帰らなければいけないんでしょう」と表面的には気楽に，内心は心配そうに述べていた姿が思い出される。この両親は基本的に仲が良かったので，その子には安心するように伝えたが，こういう不安はコミュニティに浸透しており，親の何気ない会話が子どもに影響を与える。

2）外国人は日本に長く滞在したからといって，日本語が話せるとは限らない

　配偶者に限らず，出稼ぎ目的で来日した日系ラテンアメリカ人の単純労働者も言語能力がさほどなくても困らないので日本語が話せるとは限らない（阿部，2013）。リーマンショック後は状況が厳しくなり，日本語の能力が就労に有利になるなど，政策的に日本語学習が促進されている。このため，以前に来日した人の方が日本語能力が低い場合があるなど，在日年数だけで語学力は予測することは難しい。

3）自分の子どもに対して何語で話したら良いか悩んでいる場合がある

　国際結婚の子どもは自然に二言語を習得するのではない。バイリンガルになるためには夫婦がきちんと意識して，子どもが二言語を身につけるような環境を整えなければならない（Yamamoto, 2001；花井，2014）。

どの言語が社会的に有利であるかによって，言語の社会的な格差が生じる（中島，2010；Vitale, 2011；花井，2014）。子どもが日本の学校で適応できるようにと，外国人の母親が子どもに慣れない日本語で話そうとするのを見受けることがある。さらに，子どもには日本語で話すように，と保育園や学校で外国人の母親が指導される，と未だに聞くことがある。しかし母親が自然に子どもに接し，幼児が感じたり，思ったりしていることを感じとって言葉にすることが重要である。Bloom（1998）は言語発達には大人と子どもの間主観的な感情の共有が必要であり，幼児にとってその時に自分が感じていることと表現された言葉が一致していることが必要である，と述べている。間主観性とは主観的な状態の共有を指している。幼児が抱いているであろう気持ちを自然に言語化できるのは，母親が慣れ親しんでいる母語であり，それによって気持ちが言葉として表現され，相手に伝わってコミュニケーションが成り立つ。その面では言語も含めた子どもの健全な発達には，母親が自信をもっている母語で育てることが重要だと考えられる。

さらにCummins（2005）は二言語の共通深層能力，または二重氷山説を唱えている。これはどういう意味かというと，表面的に第1言語と第2言語が異なっていても，根底には共通深層能力（common underlying proficiency）があり，ある概念が母語で認識できていれば，その概念は第2言語に「転移（transfer）」される，と述べている。氷山の頂が，水面上二つ出ていても，水面下では一つに繋がっているイメージである。このことから，母親が子どもに母語で話しかけるのは，長い目で見ると，日本語習得にとっても役立つと考えられる。また母語をわが子に伝授するのはマイノリティとしての自尊心の維持のために役立つであろう。

4）外国人の出身地によって支援者の受け入れ態勢が異なる可能性がある

竹下（1997）は外国人配偶者がアジア系である場合に比べ，欧米出身である方が周囲の寛容度が高いと報告している。支援者自身の姿勢や考えへの外国人の出身地の影響については，支援者が自分の受け入れ態勢を意識化することが重要である。目の青い欧州人に対応する時と，アジア圏の人に対応する時と，自分自身の構えが同じであるか？　もし違いがあるのを意識したら，それは何による違いであるか？　違いに気づき，それをコントロールするのが，公平な対応のためには重要である。いずれにしても自分自身を見つめるのは意味がある。

チャート3　ではどうアプローチし、なにが支援になるのか

　具体的にどうアプローチをするかは立場によって異なるが、主なことについて以下に述べる。

1）自分の置かれている環境と役割によって、どんな支援ができるか、またどういう限界があるかを意識する

　自分がどういう環境におかれていて、どういう支援ができるかを意識することが大事である。筆者がクリニックで予診を取る場合、役割は情報収集であり、診察に必要な情報を聞くことにとどめる。患者さんから自分の問題は何であるかと質問されたり、アドバイスを求められたとしても、自分の立場を明確にし、精神科医が診断や治療方針を決めるので診察時に質問をするように伝える。コミュニティ支援活動として教会で相談者とカウンセラーの立場として会った時に、同じ質問をされた場合、カウンセラーから見た問題の見立てと対応を伝えるようにする。相談者に重い病態が疑われる場合は、カウンセリングの対象ではないので話しを深く聞かず、できるだけ早く精神科への受診をすすめる。本人に病識がなく、「自分には問題がない」と言い張る場合は、眠れないなど、本人が困っている状態を理由に受診をすすめる。

2）枠を設定する。自分は何をするのか、またどれぐらいの時間対応できるのか、何を目的にするのかを相手に伝え、支援の枠を設定する

　通訳を介して話しをする場合は、相談者と通訳者の両方に枠に関する説明をして両者とも納得していることを確認する。相談者が多弁でなかなか話しがまとまらない場合も、予め枠を了解してもらっていると、話しを打ち切りやすい。

　継続的な相談を行う場合は、双方で目的を明確にした上で、相談回数を設定することが重要である。専門的な知識の元で特別な目的のために面接を重ねる場合を除いて、制限なく相談回数を重ねるのは、むしろ相談者を依存的にする危険性がある。明確な枠と目的、終わりのある関係作りが肝要である。外国人相談センターの相談内容の傾向を見ると、心理的問題が多く、相談回数が50回以上に上る場合もあり（一条、上埜，2014）、相談の目標を明確に設定していないために、相談者を依存的にしている可能性がある。一貫性のある、安定した関係を作るためには、一人の決まった相談者が対応するのと同時に、はっ

きりした枠を設けることが大事である。

3）必要な場合，一人で抱え込まず，連携する

相談者の話しを聞き，どういう問題を抱えているかを理解したら，どういう役割の人が対応するのが最も適切かを判断する。必要な場合には専門家に相談者を紹介する。色々な分野の専門家を知っていると，顔の見える安心した関係作りに基づいた連携をすることができ，相談者が安心できる受け皿作りにつながる。

4）配偶者とその相手の両方に会う場合は平等に接することが肝要

配偶者とその相手の両方に会う場合は，平等に接することが鉄則である。例えば両方にできるだけ均等に質問をする，体の向きや視線を両方に向けるようにするなど，支援者の対応，態度や姿勢が言葉以上に影響があると思われる。特に立場的にマイノリティの配偶者が委縮しがちな場合は，このような対応がカップルの双方に重要なメッセージになると思われる。

5）外国人への説明には簡潔でシンプルな表現を用いる

西洋では一般的に物事をストレートに表現する傾向がある。ラテンアメリカ諸国でも診断や方針，薬の説明等については明確に伝えるため，同様の対応を日本の医療に期待する（阿部，2013）。仕事を休んで遠方から来診する相談者は，頻繁に受診することが難しいため，さらにはっきりした答えを求める場合がある。色々わからないことが多い状況において悩みや不安を抱えると，はっきりした手がかりを求めたいという心情もある。

通訳者が入る場合も，簡潔でシンプルな表現が最も訳しやすいし，印象に残る。カウンセリングの場合でも，初回の終わりに，カウンセラーが問題の理解や見立てを伝えることが安心につながると思われる。これは直接会話する場合でも，通訳を介する場合でも同じである。不安障害を患っていたある相談者は精神科医から通訳者を介して「あなたはもっとはっきり自分の気持ちを言うことが大事」と言われ，その言葉が彼女にとって大事な道しるべになった，と語っていた。

6）配偶者の言葉をよく聞いて，自分が理解したことを伝える

　傾聴においては，自分が理解したことを相手にフィードバックするのが基本であるが，このことはマイノリティの配偶者と接する場合，特に大事である。本人の訴えを理解したことを伝えることで，支援者が自分の話を理解し，肯定してくれたというメッセージになり，この経験が自己有能感を回復する最初のステップになると思われる。Ash（1956）の社会的同調の研究について先に述べたように，皆が同じ意見を述べているとき，一人でも異なる意見を述べる人がいれば，皆とは異なる，自分の考えを述べることが容易になる。異なる意見を述べる人がマジョリティの一員であり，しかも自分の意見に賛同してくれれば，大きな力添えになるであろう。

7）わからないことは相手に聞く。支援者は何でも知っている必要はない

　相談相手の文化に関する知識を予め持っていることは役立つが，相手の文化についてすべてを知るのは無理である。むしろ相手の世界観を理解するために，会話を具体的に勧めていくことが大事であろう。Cultural competence（多文化対応能力）に関して野田（2009）は W. S. Teng が指摘する，「感受性，知識，共感性，相互作用，治療技術，ガイダンスが必要」であると述べながらも，「決して相手の言葉が話せること，その国に通暁していることを求めているわけではない」と述べている。マーフィー重松（2004）は，相手の世界観を理解する試みは「相手への敬意のひとつのかたちだと考えられる」と述べている。

　Cultural competence は当初は個人レベルの対人援助の分野から生まれた用語であり，次第に組織全体，また対人援助にとどまらず，ビジネスや他の業界においても，異文化の人々と交流する際に必要な能力としてみなされるようになった。Martin, Vaughn（2007）によると Cultural competence とは "異なる文化の人々と効果的に交流すること" であり，
　（a）自身の文化的世界観の認識
　（b）文化の差異に対する態度
　（c）異なる文化的習慣と世界観の知識
　（d）異文化間スキル
の4つの構成要素からなっている。多文化対応能力を育てることは，文化を横断して人々を効果的に理解し，対話し，そして交流する能力につながる。

チャート4　よくみられる支援例

　悩んでいる人を支援をする場合，最も大事な目標は，本人が自己有能感を回復し，自主的，自立的な選択や決定ができるようになることである。次に事例を通して何が支援になるのかを考えたい。提示する事例は仮想のものであるが，よく見られる状況を示している。

● 日本人男性の外国人配偶者

　Mは40代のラテンアメリカ人女性である。カトリック教会の修道女からの紹介で筆者が連絡を受け，クリニックで会うことになった。Mは日本人の夫と自国で知り合い，結婚してから来日し，現在は子どもが3人いて，姑と同居している。「子どもが自分の言うことを聞いてくれない，自分の文化や習慣を見下すのが辛い。最近は夫といつもケンカをしている」と訴えた。

　Mは，「自分の国では優しかった夫は日本に帰国してからガラッと変わった。仕事で毎日遅くなり，私との会話が減って，愛情を表現しなくなって冷たくなった」と述べた。異国の地で知らないことが多く，夫と話しをする時間が十分になく，家では姑の意見が強く，姑と夫と二人でMのやり方を否定することが多いという。子どもたちが小さい時は，Mの味方であり，心の支えになっていた。しかし子どもたちが学校に通うようになって，周囲との会話が全部日本語になると，スペイン語を徐々に話さなくなった。特に子どもたちが思春期にさしかかってからは，Mは孤立感を感じるようになった。

　支援としては，まず孤立感で苦しんでいるMの辛さ，悲しさ，寂しさ，怒りやさまざま抱いている気持ちに寄り添った。関わりの初めの頃に大切なのは本人が抱いている気持ちを共有することである。ここで気をつけることは，相談者から具体的に質問された場合を除いて，支援者が日本文化の代弁者にならないことである。相談者は散々そういう内容を家庭などで聞かされている可能性があるし，カウンセリングでは，知識を求めているのではなく，理解者を求めているからである。

　相談者が日本やその文化に対して批判的な発言をする時，日本人である支援者が反論したくなることもあるが，その気持ちを意識化しつつ，自分の心の中に抱えておくことが大切である。支援者が感じる怒りや不満や無力感は，相談者自身が批判された時に味わってきた気持ちと共通していることもある。

もう一つ大事なのは，相談者に先回りしてアドバイスをしないことである。本人から出てきた考えを支援するのが真のエンパワーメント（empowerment）である。Empowermentとは"人々が選択し，これらの選択を望んでいる行動と結果を得る能力を増加させるプロセスである"（World Bank）。

　エンパワーメントの哲学は先住民運動のため，ブラジルの教育学者，Freire（1970）によって提唱され，教育は"自由の実践。男性と女性が批判的，また創造的に現実に対処して，自分の世界の変化に参加する方法を発見する手段"である，と述べている。

　支援者に共感，支持されて，相談者が自分が孤独でないことを十分に体験すると，冷静な見方ができるようになる。それまで否定的な見方をしていた日本文化に対して，より肯定的な言葉を発するようになり，夫婦の会話が増えてくる。子どもにもしっかりした姿勢で対応するようになる一方，自文化についても肯定的に語るようになる。自文化関連の活動に加わって，自己有能感が高まるにつれ，自文化，ホスト国の文化の双方を受け入れる姿勢が認められ，これはBerry（2005）のいう文化変容の統合（integration）にあたると思われる。家庭内の対人関係で象徴される異文化接触の色々な葛藤を乗り越え，自我アイデンティティの成長が見られる（手塚，2014）。

　文化変容（acculturation）はBerry（2015）によると，異文化と接触する際に体験する文化の受け入れや変容のプロセスであり，その変容の仕方には四つの戦略がある，と述べている。ホスト国（受け入れ国）の文化になじみ，同時に自文化をも大事にしているのが統合（integration）である。ホスト文化を受け入れ，適応する反面，自文化を否定するのを同化（assimilation），自文化を大事にするが，ホスト国の文化に対して拒否的であるのは分離（separation），両方の文化に対して拒否的なのが周辺化（marginalization）の姿勢だとされる。

　支援の目的は，相談者が主体的に自ら決めた道を歩むことができるように寄り添うことであるので，決定が例え相手との離婚であったとしても，本人が冷静に下したものであれば，それを尊重する。本人が冷静に，自らの道を決められるように寄り添うことが真の支援であると考える。

　最後に，外国人の支援をしていて，検査結果では異常が認められないが，なんとなく元気がない，痛みや他の身体的な症状を訴えるといった相談者は，背景に何等かの悩みを抱えている場合がある。話を聞いていく内に問題が見えてきて，問題が大きくなかったり本人の健康度が高ければ，話をしていくなかで

本人が落ち着いていくことが多い。しかし毎回同じ話が繰り返されたり，身体症状にこだわり続ける場合は，より専門的な対応が必要である。こういう場合は，一人で抱え込まないことが重要であり，支援者との関係が過度に親密にならないうちに専門家へ紹介し，専門家と一緒に支援を行う。支援者が長い間抱え込んでから「自分の手に負えない」ということで専門家に紹介すると，本人が"支援者に見捨てられた"と思ってしまうおそれがある。

配偶者支援に役立つサイト
* AMDA　国際医療情報センター　03-5285-8088
  http://amda-imic.com/modules/activity/index.php?content_id=13
  電話により，英語，中国語，韓国語，スペイン語，ポルトガル語，タイ語，フィリピノ語で外国人患者を受け入れている医療機関を紹介。
* TELL Counseling 03-4550-1146（英語）　03-4550-1147（日本語）
  http://telljp.com/counseling/
  電話や対面でのカウンセリング，心理査定等
* 配偶者からの暴力被害者支援情報　Information of Assistance in Incidents of Spousal Violence
  http://www.gender.go.jp/e-vaw/siensya/08.html#forigner1
  9カ国語で情報提供
* LAL Línea de Apoyo al Latino
  スペイン語（0120-66-2477）とポルトガル語（0120-66-2488）の無料電話相談
  http://www.lal-yokohama.org/index.htm
* Kapatiran　03-3432-6449
  http://kapatiran.jp/
  カパティランとは，タガログ語で「姉妹愛・兄弟愛」，特にフィリピン人への支援を実施。

文　献
阿部裕（2013）ラテンアメリカ人の精神科的診断と治療. 精神系学雑誌 152-158.
Achotegui J（2004）Emigrar en situación extrema. El síndrome del inmigrante con estrés crónico y múltiple(Síndrome de Ulises). Revista Norte de Salud Mental de la Sociedad Española de Neuropsiquiatría 5(21), 39-53.
Asch SE（1956）Studies of independence and conformity: A minority of one against a unanimous majority. Psychological Monographs 70(9), 1-70.
Bandura A（1994）Self-efficacy. In VS Ramachaudran(Ed.), Encyclopedia of human behavior(Vol. 4, pp. 71-81). Academic Press, New York.
Berry J（2005）Acculturation: Living successfully in two cultures, International

Journal of Intercultural Relations 29, 697-712.
李民和（2014）"消された"非正規滞在者たち．日本における外国人・民族的マイノリティ人権白書（外国人人権法連絡会編）6.
一条玲香，上埜高志（2014）外国人相談の傾向と心理的問題を抱える相談──「T外国人センター」における過去9年間の相談記録から．東北大学大学院教育学研究科研究年報62(2), 145-166.
Bloom L（1998）Language Development and Emotional Expression. Pediatrics, 1273-1277
筧ルイ（2014）入管法改定にともなう自治体の対応と苦悩．日本における外国人・民族的マイノリティ人権白書（外国人人権法連絡会編） 9.
Cummins J（2005）Teaching for Cross-Language Transfer in Dual Language Education: Possibilities and Pitfalls. TESOL Symposium on Dual Language Education: Teaching and Learning Two Languages in the EFL Setting, 1-18.
カミンズ，J（2011）言語マイノリティを支える教育（中島和子訳）．慶應義塾大学出版.
Freire P（1970）Pedagogy of the Oppressed. The Continuum International Publishing Group Inc.
Grinberg L & Grinberg R（1989）Psychoanalytic Perspectives on Migration and Exile. Yale University Press.
花井理香（2014）国際結婚家庭の言語選択と社会的要因──韓日国際結婚家庭の日本語の継承を中心として．特集：国際結婚，女性の子育て．異文化間教育 39, 51-64.
Martin M & Vaughn B（2007）"Strategic Diversity & Inclusion Management" magazine, pp. 31-36. DTUI Publications Division, San Francisco, CA.
マーフイ重松，S（2004）多文化カウンセリングの物語．東京大学出版会.
中島和子編著（2010）マルチリンガル教育への招待──言語資源としての外国人・日本人年少者．ひつじ書房.
野田文隆（2009）マイノリティの精神医学．大正大学出版会.
施利平（1999）国際結婚夫婦のコミュニケーションにおける言語能力の役割．大阪大学年報，人間科学 20(2), 421-437.
鈴木江里子（2012）「見えなくされてしまう」非正規滞在者．www.repacp.org/aacp/report/pdf/20120707Suzuki.pdf
竹下修子（1997）国際結婚カップルの結婚満足度．ソシオロジ 42(1), 41-57.
武田里子（2010）定住化する外国人のライフコースと課題．渡戸一郎，井沢泰樹編：多民族化社会・日本．107-129.
手塚千鶴子（2014）「国際結婚」女性の子育て──異文化間心理学の視点から．異文化間教育 39, 65-78.
碓井真史（1992）内発的動機づけに及ぼす自己有能感と自己決定感の効果．社会心理学研究 7(2), 85-91.
United Nations Entity for Gender Equality and the Empowerment of Women（2012）Ending Violence against women and girls: Programming essentials. http://www.

endvawnow.org/uploads/modules/pdf/1372349234.pdf
Vitale A (2011) Linguistic Attitudes and Use of Mother Tongue among Spanish Speakers in Japan, Japan Journal of Multilingualism and Multiculturalism 17, 30-44.
Wallace R & Nosko A (2003) Shame in male spouse abusers and its treatment in group therapy, Journal of Aggression, Maltreatment & Trauma, Volume 7, Issue 1-2.
山岸素子（2012）移住女性が直面する複合的な課題――地域における支援とネットワーク活動の現場から．国際人権広場 105.
Yamamoto M (2001) Language Use in Interlingual Families: A Japanese-English Sociolinguistic Study. Multilingual Matters, Clevedon.
http://www.hurights.or.jp/archives/newsletter/sectiion3/2012/09/post-185.html
http://www.immi-moj.go.jp/newimmiact_1/point_1-2.html（法務省入国管理局：在留カード）
http://www.stat.go.jp/data/jinsui/pdf/201412.pdf（総務省統計局：人口推計）
http://www.immi-moj.go.jp/tetuduki/kanri/qaq5.html（法務省入国管理局：在留資格一覧表）
http://www.mext.go.jp/a_menu/shotou/clarinet/003/001.htm（文部科学省：帰国・外国人児童生徒教育等に関する施策概要）
http://web.worldbank.org/WBSITE/EXTERNAL/TOPICS/EXTPOVERTY/EXTEMPOWERMENT/0,,menuPK:486417~pagePK:149018~piPK:149093~theSitePK:486411,00.html

3　児童の場合

松丸　未来

チャート1　外国人の児童生徒

　平成24年5月1日現在，公立学校に在籍している外国人児童生徒数は71,545人（文部科学省，2014）である。公立学校以外に在籍している外国人の児童生徒を含めるとさらに人数は増えるだろう。この章では，公立学校に在籍している外国人児童生徒の「学校生活」に焦点を当てて述べる。

　始めに，各々の児童生徒にはさまざまな背景があり「外国人の児童生徒」と一言でくくることはできないことを述べておきたい。来日した時期（出生前・乳幼児期・児童期・思春期），保護者の国籍の違い（片親が外国人・両親とも外国人）のみでも8通りのパターンが考えられる。例えば，出生前や物心つく前から来日し，片親のみ外国人の場合，日本への適応は最も高く，逆に，両親とも外国人で思春期に来日した場合は，母国への思いが強く，適応に時間がかかることが多い。中には，来日する前に日本以外の外国に住んでいた経験がある子どもたちもいる。国の違い，宗教の違いを含めるとさらに多様性が広がり，「外国人の児童生徒」とひとくくりにすることはできない。

　日本の小学校・中学校に転入した際には，さまざまな文化・習慣の違いに驚き，戸惑う。時間の経過とともに受け入れられる子どももいるが，違和感が続く場合もある。日本の学校生活の中で何に驚き戸惑うか一概には言えないが，児童生徒が母国では経験したことがない可能性がある学校生活の習慣について，いくつか例をあげる。上履きに履き替える，授業の始まりと終わりに全員で立って一礼などの挨拶をする，給食当番，「教室」で給食を食べる，食前後のあいさつをする（手を合わせる），掃除をする（母国では掃除は業者が行

う），体操着を「教室」で着替える，水泳の授業がある，その際にゴーグルはしない，目を洗う，水泳帽をかぶる，ボールペンではなく鉛筆を使う，計算機を使わない，✔ではなく○が正解を表す，避難訓練がある，運動会で「行進」がある，ラジオ体操のように決まった体操を行う，校歌を歌うなどである。

　さらに特に中学校で，外国人の児童生徒，違和感がある校則もある。例えば，ピアスや化粧は禁止，体育での見学の際には保護者が生徒手帳に記入する，制服のスカート丈の長さや靴下の色・長さ，髪の毛を止めるゴムの色が決まっているなど制服に関する細かい校則，生徒同士お泊まり会をしてはいけない，ハンカチを持つなどである。日本人の子どもたちにとっては当たり前の学校生活での習慣や校則でも，外国人の子どもたちは慣れるまでに大きな緊張と努力を要し，その上に，友人や教員との関係，先輩後輩の関係などの人間関係の在り方にも多くの戸惑いを感じる。学業面では，日本の歴史や社会などの日本独特の内容の教科があり，算数や数学の進度が速く，鉄棒やマット運動，縄跳び，跳び箱，一輪車など日本の子どもたちが優れている運動にも慣れないなど，教科の中でも外国人の児童生徒にとって「普通」ではないものが多々ある。登校から帰宅まで，外国人の児童生徒がどれだけ不安や緊張を感じるか，想像できるのではないかと思う。

　また支援者側が，子どもの言語が分からず適切な支援が難しいと，支援を躊躇してしまい，自ら外国人の子どもたちとの間に壁を作ってしまうことがある。そのような壁を取り払って，先に述べたように，外国人の子どもたちにとっては，日本人の「当たり前」が当たり前ではなく，新しいことであることを支援者が想像し，理解し，共感する必要がある。そうすれば，外国人の子どもたちは，「この人なら自分の気持ちを分かってくれるかもしれない。自分のままで大丈夫かもしれない。悩みを話してみようか」と悩みや困っていることを打ち明けるかもしれない。支援者の存在は，外国人の子どもたちにとって，緊張を強いられる学校場面でほっとできる居場所になるのではないだろうか。外国人の子どもたちの目線に立って，理解しようとすることが関係を築き，支援を行う第一歩となる。

　さらに，日本語指導が必要な外国人児童生徒は，27,013人（文部科学省，2014）とされていることに触れておきたい。これらの外国人児童生徒の日本語習得への支援はもちろん必要であるが，先に述べたような異国のさまざまな習慣の中で，孤立感，取り残され感，違和感を深めている可能性が高く，心理的

支援を併せて行うことが望ましい。しかし，十分な心理的支援ができるリソース（資源）が乏しいことも現状である。

チャート2　知ってほしいこと

1) 外国人児童生徒が陥りがちな悪循環

　外国人の子どもたちに対して支援が遅れないように留意する。外国人の児童生徒は，図1のような悪循環に陥ってしまう場合がある。つまり，外国人の子どもが困難を感じていても，子どもを取り巻く大人，教員や保護者が「言葉がうまく通じないから」とか「文化の違いがあるからしょうがない。少しずつ慣れるだろう」「違うから良く分からない」というような「都合の良い理由」で，子どもが感じている困難を見過ごし，早期発見・対応が遅れ，困難が大きくなってしまうことがある。外国人の児童生徒は，支援が遅れがちな状況にある。問題が見過ごされたまま支援が遅れ，困難が大きくならないように，早期から問題に気づき，対応していく必要がある。

2) 外国人児童生徒の多様な背景を理解する

　外国人児童生徒を理解するためには，子どもの言語，宗教，文化，歴史に関する知識は不可欠であるが，同時にその子どもがどのような生活をしてきたのか，どのような家族関係にあるのかを理解することが，日本人の子どもに対する場合と同様に必要である。

　例えば，日本人の親戚を頼りにアジア圏に住む保護者が来日した場合，子ど

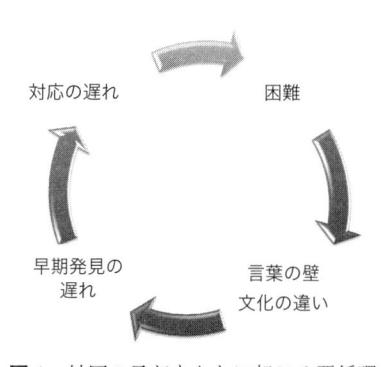

図1　外国の子どもたちに起こる悪循環

もは片親や兄弟と離れて暮らしていたり、叔父・叔母など親戚を含めた拡大家族で生活している場合がある。また、母国での生活はある程度裕福で学業達成度も高かったが、日本に来てからは勉強についていけず、母国にいた時のような大きな家に住むことができないなど生活環境が大きく変化している場合もある。中には、低所得で貧困に苦しんでいる家庭もある。

他には、母国での自然災害、虐待、紛争などのためにトラウマを抱えた子どもたちもいる。日本の子どもたちと接するだけでは知り得ない体験をした子どもたちと出会う可能性があるため、支援者は視野を広く持ち、想像力を発揮し、外国人の子どもたちの背景を理解する必要がある。

チャート3　ではどうアプローチするのか

チャート1と2で述べた背景を踏まえて、チャート3では、外国人の児童生徒が抱える問題とその対応について述べる。

1）低学力

低学力が単に言葉の壁によるものではなく、背景に発達障害がある場合がある。来日後半年から一年たっても、どの科目も学力が低く、無気力で前向きに勉強しようとする姿勢に欠ける場合は、来日前の学力がどの程度だったかなどについて、保護者に尋ねる。一方、保護者が学力にあまり関心がなく、子どもの得意分野、苦手分野を把握して、適切な支援につなげようという意欲が乏しい場合もある。日本人の子どもへの支援と同じように、保護者や本人と足並みをそろえながら支援をしていく配慮が必要である。

さらなる困難として、現在わが国では多言語に適応した検査ツールや、文化や言葉の違いに関する正確な知識を持ったテスターが不足している。そのために正確な検査を施行できない場合があり、その場合は母国へ帰国した際に検査を受けるように勧める。日本で受ける場合は母語でできる医療機関や支援機関で検査を受けたり、行政の通訳派遣制度を利用する。検査結果に基づいて、教員やスクールカウンセラーが具体的な支援方法を考えたり、特別支援教育を施行することができる。

2）適応困難による情緒不安定

　チャート1で述べたように，外国人の子どもは登校から帰宅まで，程度の差はあるが，神経が休まる暇がない。そのような毎日が続く中で，過敏や不安が高まり，几帳面に頑張りすぎて，強迫的になったり，逆に燃え尽き，無気力になったりする場合がある。

　週末はゆっくり休めているか，家では母国の文化・習慣の中で安心した環境があるのか，母国の友人や知人がいるかなどが重要である（Langley, A., Santiago, C. D., Rodriguez, A., Zelaya, J., 2013）。つまり，自分を日本の文化に合わせるだけではなく，自国の文化も日本に住む自分の一部としてしっかり受け入れ，日本の文化と自国の文化を統合しながらアイデンティティを見出せると，健やかな生活を送れると考えられている（Li, L., Wu, A., Li, X. W., Zhuang, Y., 2012, Yang, R. P., Noels, K. A., 2013）。子どもの表情や行動に注意して早めに休養，息抜きさせることで，不登校，引きこもり，非行，性的行為，自傷行為などの問題行動への発展を予防できる。

3）不登校

　平成25年度に年間30日以上欠席した不登校の小中学生は，119,617人（文部科学省，2014）であった。中学生の全体に占める不登校の割合は，2.69％で約37人に一人が不登校という計算になる（文部科学省，2014）。つまり，40人学級のクラスにつき一人は不登校がみられ，日本の中学生では，不登校は珍しい現象ではない。不登校に対する外国での考え方は，さまざまである。米国では不登校を放置すると，子どもの教育の機会の剥奪＝虐待と捉えられてしまう場合があり，保護者は登校しぶりをする子どもに厳しく接する傾向がある。ヨーロッパでは学校以外の教育の機会が多く，ポルトガル語圏やアジアの一部の国では教育に対する意識が高くない場合があり，これらの国々では不登校が容認されている場合もある。日本と海外での不登校への考えの違いはあるが，不登校になる前の早期発見と不登校のタイプを見分ける正確な見立てが重要である。小学生によく見られる分離不安障害型なら保護者と登校し，最初は教員に挨拶したら帰り，少しずつ滞在時間を延ばすなどして，段階的に登校に慣れるようにする。同時に，家庭では子どもが母親や保護者に十分に甘えて，安定した母子関係を築くことが登校に一歩踏み出す土台となるので，保護者の気持ちも汲みとりながら母子支援をしていく必要がある。燃え尽き型なら，「2）適応困難

による情緒不安定」で述べたような，休養や保護者との関係調整，理解ある支援の調整が必要であるし，怠学・回避型なら登校刺激を与え，生活リズムが崩れないよう支援することが必要である。友達とのトラブルなど学校生活の中での問題がきっかけになっている場合は，問題を解決した上で登校刺激を与える。

4) いじめ

　平成25年度，小，中，高，特別支援学校におけるいじめの認知件数は，185,860人であり，児童生徒数1,000人あたり13.4件であり，中学生のいじめの認知件数は1,000人あたり15.6件，小学生は1,000人あたり17.8件であった（文部科学省，2014）。一方，平成24年8月〜9月に面接調査を実施したNHK放送文化研究所の「中学生・高校生の生活と意識調査・2012」によると，「今の学年になってから，いじめを受けた」と答えた中学生が5.1％いた。つまり約20人に1人が，4月から8月までの間にすでにいじめを受けていたと回答した。いじめによる自殺が報道などで取り上げられると，社会の関心が高まり，教育現場においてもいじめの認知件数が増える。また，上記のように統計によって結果にばらつきもある。そのため，正確な実態把握は難しいが，いじめの問題は，児童生徒にとっては学校生活を送る上で大きな恐怖であり，これは日本特有の問題ではなく，世界各国の教育現場で取り組むべき大きな問題となっている。

　外国人児童生徒がいじめを受けたからと言って，すぐに外国人への理解不足によるいじめと判断するのは早計である場合もある。しかし，2010年10月，愛知県桐生市で母親がフィリピン人の小学6年生の女児がいじめを苦に自殺した事件があり，母親がフィリピン人であることについてのからかいがあったと報道されている（『読売新聞』2010年10月26日付）。

　児童生徒がいじめの被害者になった場合は，教員やスクールカウンセラーの介入，加害児童生徒への対応が必要であることは日本人，外国人を問わず同様である。一方，外国人児童生徒をクラスの一員として受け入れる風土を，学級，学校全体で育てておくことが必要である。例えば，在籍する外国人児童生徒の国の習慣や食べ物，歴史などを紹介すれば，国際理解教育の一環として，善き教材として生かすことができ，周りの児童生徒が「違い」を排除するのではなく，興味を持って受け入れる風土が育つ可能性がある。また，外国人児童生徒の得意なことや自分らしさを生かした役割を与え，「居場所」を作ることも効

果的である。

5）支援者が子どもの問題に気が付いた時の対応

　支援者が家庭や学校以外で，子どもの非行，虐待，不登校，いじめなどの問題を見たり，本人から話を聴くことがある。気が付いた場合には，一人で抱え込まず，子どもと接する時間が長い保護者や教育機関に知らせ，共に子どもの支援をしたり，役割分担をして支援することが望ましい。

　保護者に率直に伝えられる立場や関係性があれば，保護者とともにどのように子どもを支援していけば良いか話せるが，虐待や非行の場合は難しいことが多いので，各自治体に設置されている子ども家庭支援センター，教育相談センター（名称は教育相談所となっている自治体もある），児童相談所，警察が設置している少年センターに知らせ，専門的な支援を依頼したり，支援者がどのように支援できるか助言を聞く。また，子どもが在籍している学校が分かれば，学校の管理職に連絡を取ることもできる。敷居が高いと感じるかもしれないが，今挙げたような連携先は支援者にも開かれているし，特に学校はこれらの機関と連携をとれる立場にあるため，最も開かれている（内閣府が提供する政府広報オンラインでは，全国の子どもに関する相談・通報窓口が一覧できる http://www8.cao.go.jp/youth/soudan/map.html）。

　外国人の子どもたちを支援している中で，何か迷うことがあれば情報を共有し，役割分担をしながら，さまざまな立場で支援できることが子どもにとっては助けになる。

チャート4　よくみられる支援例

　次に低学力と不登校傾向の外国人生徒への支援について事例を紹介する。

> 中学2年生の男子生徒。父親はアメリカ人で母親は日本人。親の離婚により，小学校4年生の時に来日した。家庭での言語は日本語だが，読み書きはほとんどできない。英語も日常会話程度で英語の成績は良くない。社交的で明るい性格であり，友達は多い。落ち着きがない。中学生になり，欠席が多くなり，中学2年生からは不登校傾向が強くなった。母親は，うつ病で通院中であるため，主に祖母が生徒の世話をしている。

公立中学校にて担任からの依頼により，スクールカウンセラーとして上記の男子生徒の支援をすることになった。生徒は授業中落ち着きがなく，他の生徒を巻き込んで雑談をしてしまうため，他の生徒も授業に集中できなくなる問題があった。その他にも低学力，欠席がみられたため，担任が危惧してスクールカウンセラーに相談してきた。スクールカウンセラーは，生徒の話を個別に聴く前に，授業中や休み時間の生徒の様子を観察したり，顔見知りになるために教室やろうかで声をかけたり，給食を同じ班で一緒に食べたりした。生徒と個別に話すようになってからは，生徒が好きなゲームの話などして話しやすい雰囲気を作るように心がけた。

1）遅れた対応

生徒は，日本語と英語が混ざり，単純な言葉しか使わない，あるいは「むかつく」など中学生がよく使う言葉を繰り返す話し方をしていた。授業中は，簡単に注意がそれやすく，10分以上の課題に取り組むのは難しかった。また，計算は教えると理解が早く習得するが，図形，漢字や英単語を覚えることが難しかった。特に形態が似ている漢字や英単語は読み間違えることが多く，文章の読み取りは苦手だった。字はとても雑に書き，読みにくい。そのため，計算はできても書き方が雑なため途中で分からなくなる。漢字はほぼ書けなかった。家庭は幼少期の頃から言葉の習得に関して関心が低く，現在ではうつ病の母親に代わって祖母が家事や生徒の世話をしていた。ゲームへの制限はなく，宿題はせず，家庭学習や活字に触れる機会が少ない環境であった。「アメリカに住んでいたから日本語がうまくならないのはしょうがない」と周囲も生徒自身も思い，読み書きの習得困難，集中困難について特に問題とされずに中学生になっていた。しかし，欠席が多くなったために，保護者や教員も不登校傾向に関して改善させようという意識を持ち，ようやく支援を求めることになったのである。

2）本人の希望

生徒は，高校を卒業したら自衛隊に入るから，英語の読み書きは必要ないと話していたが，これは現実的ではなく，「勉強したくない，やってもできない」という怠学の言い訳であった。スクールカウンセラーが，「その夢を叶えるためにも，自分の苦手な分野や得意な分野を知ることが役に立つのではないか」

と提案したところ，検査に前向きな姿勢を見せた。保護者も検査に関心を示した。

3）検査の難しさ

　アセスメントツールに関して，日本語で行うのか英語で行うのかの問題があったが，日本語により多く触れている環境を考慮して，外部機関に依頼して，日本語でWISC-IIIを受けさせることにした。その際，検査者には，生徒がどう課題に取り組んでいるかの観察を記録に残してもらい，IQ得点と共に貴重な情報源として，解釈に反映することにした。

4）支　援

　結果は，全検査IQは，「平均の下」の粋で，言語性IQは「平均」の域で，動作性IQは「平均の下」の域で動作性IQと言語性IQの間に5％水準で有位差があった。群指数の水準は，言語理解は最も高く，次に注意記憶，知覚統合，処理速度であった。動作性下位検査の中でも「組合せ」，「記号探し」が低く，言語化して行える「絵画配列」と「符号」は得点が比較的高かった。

　取り組みの様子では，検査の3分の1くらいから姿勢が悪くなり，「疲れた」と言うようになり，注意が持続しなくなったため休み時間を入れた。言語性検査は，即答することが多いが，「単語」や「知識」では，言葉が稚拙で，「あれっ，あれっ」とうまく説明できない時があった。「絵画配列」では，英語を混ぜながら，ストーリーを言葉に出していった。「組合せ」では，どのようなものができるか言い当てることができたが，うまく組み合わせることができずイライラしていた。イライラする様子は検査全体でよく見られた。「記号探し」や「符号」など細かいものを見ると「よく見えない」と言っていた。「よく見えない」というのは，細かくて目がちかちかしてしまうということのようだった。「符号」では，「プラス」「ワル」など，すべての符号を英語や日本語の言葉にして取り組んでいた。

　生徒がアメリカに住んでいた背景も踏まえて，検査結果の数値は低く出ている可能性があるため，数値を伝えるよりもIQや群指数のパターンから解釈できることを，スクールカウンセラーから伝えた。言語的な情報を処理する力や，聴覚情報を理解することは得意な一方，「アメリカに住んでいたから」だけではなく，視覚的な情報や抽象的なものを処理することが苦手で，注意が散って

しまい，持続しないことを伝えた．

　苦手部分を補う手立てをスクールカウンセラーがいくつか考え，まず担任に学校現場で可能かどうか考えてもらい，学校で可能な支援を生徒と保護者に提案し，生徒の意志を聞いた．国語の授業は個別の特別支援教育を受けられるようにし，生徒と先生一対一の関係で落ち着いて読み書きの練習をできるようにした．その他の授業では，席の位置を前列の真ん中にしたり，重要なところは蛍光ペンで線を引く，読んでいるところだけ見えるように他の部分を下敷きなどで隠す，できる範囲内で拡大コピーしたプリントを渡す，覚える際には意味付けて覚える，日本語でものを言うときには日本語で考え，日本語のみを使って表現するようにする，覚えることは繰り返し声に出す，声に出したことを録音して聞く，指示を一つずつにするなど，さまざまな工夫を試みた．検査結果や生徒の日常を踏まえて，支援を工夫した．具体的な手立てが示されると生徒も前向きにその方法を試し，怠学傾向や不登校傾向は改善していった．

文　献

文部科学省（2014）平成 25 年度「児童生徒の問題行動等生徒指導上の諸問題に関する調査」について．

文部科学省（2011）外国人児童生徒受け入れの手引き．

『読売新聞』2010 年 10 月 26 日付．

ＮＨＫ放送文化研究所（2012）「中学生・高校生の生活と意識調査・2012」について．

Langley A, Santiago CD, Rodriguez A, Zelaya J（2013）Improving implementation of mental health services for trauma in multicultural elementary schools: stakeholder perspectives on parent and educator engagement. J Behav Haelth Serv Res. 40(3), 247-62.

Li L, Wu A, Li XW, Zhuang Y（2012）Constructing self-identity:minority students' adaptation trajectories in a Chinese university. Integr Psychol Behav Sci. 46(3), 335-56.

Yang RP, Noels KA（2013）The possible selves of international students and their cross-cultural adjustment in Canada. International Journal of Psychology 48(3), 316-23.

政府広報オンライン
http://www8.cao.go.jp/youth/soudan/map.html

パートⅢ
立場で違うこころの問題②

1 留学生では

加賀美 常美代

チャート1　留学生とは

　「留学生」とは，「出入国管理及び難民認定法」に定める「留学」の在留資格（いわゆる「留学ビザ」）により，日本の大学（大学院を含む），短期大学，高等専門学校，専修学校（専門課程）及び日本の大学に入学するための準備教育課程を設置する教育施設において教育を受ける外国人学生を指す（日本学生支援機構，2014）。日本学生支援機構（2014）によると，2013年3月現在，日本の大学などの高等教育機関の留学生在籍数は135,519人で，日本語教育機関に在籍する外国人留学生数を含むと168,145人である。国別留学生数は中国81,884人，韓国15,304人，ベトナム6,290人，台湾4,719人，ネパール3,188人，インドネシア2,410人，タイ2,363人，マレーシア2,293人，アメリカ2,063人，ミャンマー1,193人，モンゴル1,136人と続く。71.7％が中国，韓国出身の留学生で，全体の91.9％がアジア諸国の出身者である。

　1980年ごろの留学生数は1万人前後にすぎなかった。多くの留学生が来日し，日本で学ぶようになったのは今から約30年ほど前からで，その後の急激な増加には，中曽根内閣時代に政府によって提言された「留学生受入れ10万人計画」が深く関わっている。留学生受入れ10万人計画は，経済先進国となった日本が国際的に果たす役割として開発途上国の人材育成や国際貢献のために打ち立てた政策で，20世紀初頭をめどに10万人の留学生を受け入れることを目標としていた。その結果，1993年には留学生は5万人を超え，2003年には目標の10万人に達した。

　10万人受入れ計画は量的増加に貢献したが，質的向上については改善すべ

き課題が多い。このような状況下で2008年，文部科学省および関係省庁から新たに「留学生30万人計画」が示された。「留学生30万人計画」（文部科学省，2008）では，日本を世界により開かれた国とし，アジア，世界の間のヒト・モノ・カネ，情報の流れを拡大する「グローバル戦略」を展開する一環として，2020年をめどに30万人の留学生の受入れをめざしている。このため，日本留学への関心の呼び起こし・動機づけ・情報提供，入試・入学・入国の入口の改善，大学等の教育機関や社会における受入れ体制の整備，卒業・修了後の就職支援等に至る幅広い施策が打ち出されている。中でも特徴的な施策は，留学生の日本での就職支援の促進が付加されたことである。これらの施策には，日本人学生が留学生と切磋琢磨する環境の中で国際的に活躍できる高度な人材として育つことをめざしているという側面もある。

　「留学生30万人計画」が打ち出された背景には，日本社会の少子高齢化がますます加速していくという予想のもと，卒業後も地域・企業社会などで活躍してくれる優秀な外国人人材を確保したいという狙いがある。そのために，さらに多くの留学生が日本の大学に学びに来られるように，教育カリキュラムや大学の体制などを改善し，制度的な壁を排除する試みがなされている。具体的には，日本語教育の充実，英語による授業のみで学位が取得できるコースの設置，外国人教員の増員，海外の大学との協定に基づく交換留学プログラムの実施，秋季入学制度の導入，就職支援などの施策が試みられている。このように，日本の大学はかつてないほどの留学生数の受入れ増加をめざしているが，それに伴う受入れ体制と環境整備，質的改善については課題が山積している（加賀美，2012；加賀美・小松，2013）。上記の政策により新たな展開を迎えた大学キャンパスの中で，留学生は良好なメンタルヘルスを維持しつつ，留学目的を達成しなければならないのである。

チャート2　知ってほしいこと

● 留学生の抱える悩みはどのようなものか

　日本の大学では多様な出身国の留学生がキャンパスで学び生活している。在留目的も異文化体験，日本語能力向上から学位取得に至るまで多様である。滞在期間も1年未満の短期の語学研修生，交換留学生から，学位取得のために長期滞在する留学生まで多様で，所属学部や大学院研究科もさまざまである。上

述したように，大学によっては日本語だけでなく英語で修了できるコースもあり，留学生自身が経験する大学キャンパスでの異文化接触も異なっている。ここではこれまで指摘されてきた留学生が一般的に抱えやすいとされる悩みについて整理する。

　留学生の悩みは，経済的問題，住居問題，日本語学習，研究関連，進路相談，在留関連，情報提供，健康心理，対人関係など多くの局面にわたっている（加賀美，1999；2007）。これらの留学生の抱える問題を加賀美（2007）はマクロレベル，メゾレベル，ミクロレベルに分類し整理している。マクロレベルの問題は環境的，物理的な要因による経済的問題，住居問題である。現在，私費留学生が留学生全体の9割以上を占めており，留学生にとって奨学金や授業料免除の有無は日本での生活の保障に関わる重要な要素となっている。応募できる民間団体の奨学金は限定されており，授業料免除を得るためにはさまざまな制限があるため，多くの留学生がアルバイト（資格外活動）を生活基盤としている。住居については，学校や公益法人が設置する宿舎で生活している留学生は全体の2割程度で，残りの8割は民間宿舎やアパートで暮らしているため，学費のみではなく生活費や住居費などの経済的負担が留学生に重くのしかかっている。アルバイトに時間を割かなければならない状況が，学業・研究に影響を与え留学生の学業面での達成を阻む場合がある。

　メゾレベルの問題は，マクロとミクロをつなぐような問題で，情報提供や人間関係に関連する。新入留学生は人間関係が希薄でネットワークを持たないために情報から疎外されやすい。また，同じ宿舎や大学に何カ月もいながら，心を許せる友人ができず，日本人への不満や不信感，疎外感を募らせる場合もある。また，指導教員との意思疎通が円滑にいかず葛藤を抱えたり，悩みを潜在化させたりすることもある。学位取得のため研究室に所属している場合には，研究室での学生同士の対人関係は，情報収集のみならず，学業・研究面での達成に大きく関わってくる。一方，留学生の宗教，食事，住環境などに対する指導教員の戸惑いも指摘されている（近田，2011）。

　ミクロレベルの問題としては，日本語学習，健康心理の問題がある。日本語学習が困難な場合や大学生活に順応できない場合，自尊心を喪失したり，学習に集中できなくなったり，学習が苦痛になる留学生もいる。生活の活力が失われ，気持ちが落ち込みうつ傾向になった例もある。こうした留学生の困難は，来日後に文化移行が原因で生じる文化的ストレスやホームシックに伴って見ら

れることもあるが，母国に居住しているときに存在していた，災害，暴力，事故など強烈な衝撃が原因となり，その後精神的苦痛が生じる心的外傷後ストレス障害，学習障害（基本的には全般的な知的発達に遅れはないが，聞く，話す，読む，書く，計算するまたは推論する能力のうち特定のものの習得と使用に著しい困難を示す），多動性注意欠陥障害（多動，衝動性，集中困難を主症状とし，行動のコントロールが未熟で注意集中することが難しい）などの精神疾患や発達障害といった個別の問題に基づいていることもある。また，自己が何者なのかよくわからないという自我同一性の混乱など青年期特有の問題，博士論文執筆など留学長期化によるストレス，結婚・出産・育児などライフ・サイクル上の問題などの危険因子が複合的に関わって，深刻な事態に陥ることもある。

チャート3　ではどうアプローチするのか

ここでは，留学生に対するアプローチを，大学コミュニティによるものと，一般の人々によるものに分けて述べる。

1）大学コミュニティでのアプローチ

大学コミュニティは，留学生の異文化適応を促進するために，どのような留学生支援をめざしたらよいのであろうか。Brislin（1981）は，留学生の異文化適応の条件として，留学生が個人的に満足する，ホスト社会あるいは大学コミュニティに受け入れられていると思う，強度のストレスなく日常生活を送れる，を挙げている。留学生が異文化に適応し，留学目的を果たし自己実現ができるように，大学コミュニティが直接的あるいは間接的に援助を行うことが重要である。

大学コミュニティの学生支援活動には，石隈（1999）の3段階の援助サービスモデルが援用できる。モデルは一次的援助サービス（すべての学生に必要な援助），二次的援助サービス（一部の学生に必要な援助），三次的援助サービス（危機的な状況にある学生に必要な援助）からなっており，留学生の支援についても同様に考えることができる。コミュニティ心理学では問題や危機が生じた時の治療や介入よりも，問題が生じる前に予防的に関わる一次的援助サービス，二次的援助サービスを重視している。留学生の場合には，サポート資源が日本人学生より少ないため，相談室で個別相談を行うという従来の関わりだけ

では限界がある。個別相談以外に，予防的支援（オリエンテーションやガイダンスなど），心理教育実践（交流授業や交流の場つくりなど），ピアサポート体制の構築やネットワークつくりなど多様な方法で，一次的援助サービス，二次的援助サービスを実施する必要がある。留学生が大学コミュニティで孤立，疎外感を感じないように援助し，異文化適応を促進させることがメンタルヘルスの向上につながる。

　一方，留学生に困難や危機が発生した際には，カウンセリング，治療，介入といった個別支援を三次的援助サービスとして行うことも重要である。保健管理センターに相談が持ち込まれる場合には，学生が危機的状況にある場合が多く，即座の介入が必要とされる。危機とは自分だけで解決する方法が見つけられない状態である。危機介入は，当該者が危機を脱し，情緒的な均衡を取り戻すために行なわれ，心理療法，カウンセリング，精神科医による治療などの援助，緊急入院，緊急帰国などからなる。

　危機の際には，関係する援助者の連携が重要である。援助者は留学生が抱える問題を理解し，留学生の所属集団・文化集団の中で適切な専門家や非専門家を探し，専門家の協力を得ながら支援体制を作る。留学生のメンタルヘルス等の問題の発見者は，身近に接触する学生チューターや授業などに関わる日本語教員や研究指導に関わる指導教員などが多い。友人やチューターを介して指導教員や国際課（留学生課）の留学生担当者に連絡が行き，さらに学生相談室や保健管理センターに問題がもちこまれることが一般的であろう。精神疾患も含めた疾病による緊急入院などの危機介入に際しては，保健管理センターと医療従事者，教育関係者との連携の意義が大きい。周囲の学生も影響を受けるため，当該学生の治療だけでなくすべての学生を考慮した包括的支援が必要となり，日ごろからの留学生支援体制作りが重要である。問題が発生した場合は，留学生に起こりがちな問題とその場合の対応について身近なピアサポーターの学生にも事前に伝えておくと，サポーター自身の混乱を軽減できると思われる。

　また，国や地域によっては，カウンセリングや精神科医療に援助を求めることに抵抗や社会的な偏見がある場合，社会復帰できないという思い込みを持つ学生もいるため，援助を求めることは恥ずかしいことではないことを伝えることも重要である。日本での長期的な治療，支援体制のストレスや限界のために，帰国が最良の選択肢となる場合もある。帰国の判断には，本人だけでなく家族への説明が重要である。帰国を失敗だと思わせないように説明すること，回復

すれば次の来日の機会があることを伝えることが大切である。

2）一般の人々によるアプローチ

　大学コミュニティ以外の一般の人々が行えるアプローチとしては次のようなものがある。留学生の援助者には，同国出身者の人々，地域・近隣の人々，アルバイト先などの職場の人々が考えられるため，援助者別に述べていく。

　まず，留学生の同国出身者は，海外経験の先輩として，また，身近な友人としてさまざまな日常生活レベルの情報提供や相談助言ができるだろう。特に日本語が円滑に話せない留学生の場合には，すでに来日していて経験豊富な同国出身者は，母語で話せるため，最も重要な人的資源になりうる。来日したばかりの留学生が危機的な状況や不適応状況になったときにも，危機の発見者となりうるし，留学生にとっても信頼のおける相談しやすい相手といえよう。

　また，留学生の近隣地域社会に居住する人々は，近所の生活面での支援，とりわけ情報提供が考えられる。たとえば，ゴミ捨てやゴミの分別，近くの買い物や医者・病院などの紹介，子どもや家族のいる留学生は保育所，幼稚園，学校などの多様な情報提供者となりうるであろう。

　さらに，アルバイトをしている留学生の場合には，アルバイト先での同僚や上司などの支援がある。職場においては，仕事の内容，勤務形態，仕事の仕方，日本文化のルールなど，大学での教育とは別の日本における一般社会の常識や日本人の考え方や人間関係，労働観などを現場で学ぶ機会を与えてくれるだろう。

　上述したとおり，大学コミュニティ以外でも，一般の人々が行える多様なピアサポートがあるといえる。しかし，留学生が学校以外の多様な接触場面で，自然な形でコミュニティメンバーの一人として友人形成が行われることが望ましいものの，現実はそううまくいかないことが多い。特に，近隣社会では，昨今，日本人同士でもあまり接触がなく人間関係が乏しく，アパートなどでは隣に居住する留学生に関心を持たない人々もいるからである。そういう現状をあらかじめ留学生に知らせ，留学生が自ら，隣人に声をかけたり，積極的に挨拶をしたりすることで，日常的によりよい人間関係を構築しておくことが予防的な援助につながるため，重要であることを指摘したい。留学生とあらかじめ，知り合いになっていなければ援助を求めることも援助をすることも難しいからである。

一方，留学生が必ずしもマイノリティとしての援助対象であり続けるわけではない。留学生が同国出身者，近隣地域の人々，職場の一員として関係する人々を逆に援助し，対等な立場でコミュニティに貢献する可能性もあるからである。このように，支援する人と支援される人の関係は固定されずに，循環していることも指摘しておきたい（加賀美，2002；加賀美，2007）。

チャート4　よくみられる支援例

　次に，よく見られる事例をあげる。事例の概要は次のとおりである。

> 南米出身の日本語未習の留学生Aは，大学で提供されている日本語集中コースに通学していた。来日2カ月後に欠席が続いたため，呼び出し面接をすると，Aは日々の授業と課題のプレッシャーがあり，ストレスを感じていると言う。「がんばりたいけれどがんばれない」「せっかく日本に来て勉強ができる機会なのにやる気が起きない」「気分が落ち込み悲しくて仕方がない」と泣いて訴えた。

　カウンセラーがAを保健管理センターに連れて行き，保健管理センターからの紹介で精神科医を受診した後，日本語集中コースの受講をカウンセラーが一時中断させた。Aは投薬治療を受けながら，週に一度のカウンセリングと負担のない範囲での個別の日本語補講を受けた。Aは来日前に日本語学習をしてこなかったため，日本語でのコミュニケーションが不十分で，また，英語も第二外国語であるため意思疎通に限界があった。カウンセラーはAが，日本語では自分の問題を十分に表現できないことを考慮し，描画，コラージュなど非言語技法を用いた面接を行った。その結果，Aの自己開示，自己表現が改善し，問題解決への動機付けが高まった。たとえば，Aの個人面接における自由画を中心に分析すると，来日直後の描画1では，長い飛行機での様子，時計など時間に追われ勉強している様子が描かれている。危機発生時の描画2では，丘の向こうには花畑があり丘のふもとに立っているカンガルーが描かれており，Aはそれを「丘まで飛んでいきたいけれど飛べないカンガルー」と表現した。さらに，Aは「国では優秀な生徒だったのに，ここでは何もできない。注意が散漫になり，記憶力が低下し，寝付きも悪く夜中に一度起きると眠れなくなったりする。食欲はあるが，甘いものばかり食べてしまい抑制がきかなくなってきて

いる。昨日から気分が落ち込んでとても悲しい，泣いてばかりいる。」と泣いて訴えた。

　描画３では，海と山，上空を低く飛んでいる鳥が描かれていた。「私はいつも鳥の絵をかくのが好きだ。高く飛びたいけれど今は飛べない」，さらに，「家族から遠く離れたい，飛びたい」といった。このことをきっかけに家族との縛りに気づいたAは，描画４では２枚の紙を張り合わせ爆発した火山，溶岩があふれ出ている様子を描いた。

　カウンセラーが「どうして家族と離れたいのか」ときくと，Aは「母は小さいときから，私に過大な期待を抱いてきた。彼女は知的で頭もいい。でも，私をいつも縛ってきた。彼女はX教信者で私を宗教で縛る。わたしは神を信じるが，彼女ほど信じたくないし価値観も全く違う。今は家族の縛りが重荷だ」と一気に語った。この時期は母親との支配的関係に気づいた時期でもあった。描画５では，Aはほうきを描き，自分自身と道（進路としての），その道に日本と母国が橋渡しされている様子を描いた。Aは「家族と自分がクリアになった。クリーンになった。道も見えてきた」と話した。まとまりのある絵で自分の写真もきちんと貼ってあった。

　描画６では，Aは自分の好きなもの，鳥も空高く飛んでいる様子を描き，落ち着いた大学生活を取り戻したと発言した。「この世で，私の愛するもの。それはダンス，音楽，自然。人生は車輪のようだ。いつも回り変化する。これらは一生私のそばにあるだろう」というAのコメントが裏に書いてあった。この３カ月間の状況を振り返り，自分の変化を素直に表しているようであった。

　以上のように，面接と治療が進む従って，Aは母親との支配的関係に気づき，自分が抱えている本質的な問題が整理され，描画によって援助者とAの面接における相互作用が促進され，Aは自分の問題に直面し，解決していく過程になったのではないかと推測できる。特に母親との関係においては，母と自分との密着しすぎた関係に気づき，客観的に両者の関係を見つめる期間と介入が必要であったと解釈できる。

　Aの問題解決に向けて，カウンセラーは，初期から社会復帰時期まで，非指示的面接から指示的面接へ，さらに，具体的な教育援助（補習）へとより積極的な面接技法へと変化させている。同様に，指導教員も，初期においては観察や日常レベルの援助という消極的な援助を行いつつ，社会復帰時には研究指導へ向けての情報提供や助言というように，段階的に積極的な援助へと強めた。

一方，精神科医は，初期においては薬物療法による治療導入を行い，その後，徐々に減量して，最終的には経過観察というようにかかわりを変化させている。Aの抑うつ状態は，ほぼ3カ月で回復し，コース復帰後，大学院に進学，その後，学位取得も果たした。社会復帰の促進要因として，クライエントの問題解決過程において，援助者がそれぞれの役割に応じた適切な介入を行い，教育と医療が連携できたことが挙げられる。

このように，危機状況にある留学生の社会復帰をスムーズにさせるためには，精神科医と教育的援助者と指導教員の緊密な連携のもとで，①援助者たちがクライエントの経過や時期を考慮し役割に応じた援助を質的に変化させながら，協働すること，②日本語教育と専門分野の研究指導の協働と連携のもとで，大学院の研究指導への導入をしていくこと，③母国やホスト社会のボランティア・ヘルパー等友人ネットワークの拡大により，支援体制が強化させることが挙げられる。

チャート5　大学コミュニティにおけるメンタルヘルス支援

大学における留学生のメンタルヘルスを考える上で，留学生のコミュニティ心理学的援助モデルが有用である。コミュニティ心理学の援助モデルについては関連したモデルに関する先行研究がいくつかある（Lewis & Lewis, 1977；箕口，1998；水野，2003；加賀美，2003）。図1は留学生の援助活動を包括した形で，問題解決の方法，実践活動の概念枠組みをコミュニティモデルとして示したものである。モデルは，縦軸を直接・間接的援助の軸とし，横軸を個別援助とコミュニティ全体への働きかけの軸としている。このモデルは，4つの次元（相談，予防・心理啓発，協働・コンサルテーション，研究・調査）として示されている。

まず，直接・個別レベルの対応は，留学生の危機状況における相談・治療的なかかわりである。相手の話を聞き，「共感」し，「自分の悩みに気づいていくプロセスを援助する」個別カウンセリングや具体的な助言，情報提供がある。

直接・コミュニティレベルの対応では，予防的アプローチを主体とした心理教育，啓発活動がある。異文化接触で混乱が生じたり孤立したりしないように事前に方向付けを行うオリエンテーションや大学や地域社会で非専門家を対象としたワークショップ，講演活動，交流グループや支援ネットワークづくり，

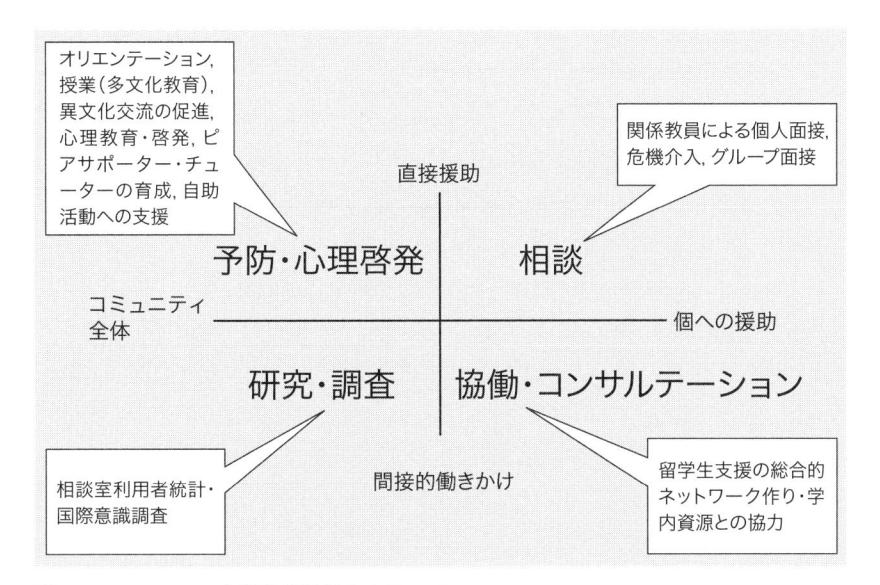

```
                    直接援助
オリエンテーション,
授業(多文化教育),               関係教員による個人面接,
異文化交流の促進,               危機介入, グループ面接
心理教育・啓発, ピ
アサポーター・チュ
ーターの育成, 自助
活動への支援
          予防・心理啓発      相談
コミュニティ                              個への援助
全体
           研究・調査    協働・コンサルテーション

相談室利用者統計・    間接的働きかけ    留学生支援の総合的
国際意識調査                      ネットワーク作り・学
                              内資源との協力
```

図1 コミュニティ心理学的留学生支援モデル

ストレス対処の講義, 心理教育など開発的カウンセリングがある（横田・白土, 2004）。

　間接・個別レベルでは, 後方支援や黒子的関わりを主体としたコンサルテーションがある。学校などの組織でメンタルヘルスの専門家がコンサルタントになり, コンサルティである職員・教員と連携し相談活動を行うものである。

　間接・コミュニティレベルは, 研究・調査であり, 大学における留学生のニーズ調査や相談内容のデータ収集・整理, 地域社会への政策提言などがある。これによって留学生の問題をマクロレベルで捉え, コミュニティレベルでの問題解決や政策提言へと進めていくことが可能となる。このようなモデルを意識化した活動を進めることによって, 大学コミュニティの包括的な留学生支援体制が構築でき, 個々の留学生のメンタルヘルスの向上と予防的支援, 問題解決を有効に行うことができると考えられる。

チャート6　留学生の問題に気がつくコツ, 気がついたときにどうすればよいか

　ここでは, 留学生と知り合いの一般の人々が, 留学生の問題に気がつくコツ,

気がついたときにどうすればよいかについて述べる。日常生活で留学生と接することが多い一般の人々は、次のことに注意していただけたらありがたい。

留学生が「寂しくて仕方がない」、「国に帰りたい」、「学習意欲がわかない」、「だれかが自分のPCを傍受している」「悲しくて仕方がない」など、訴えてきたときには注意をする必要がある。そういう訴えが続いた場合には、大学内の国際課の留学生担当者や留学生センターの相談担当者や留学生アドバイザー、日本語教員、指導教員などに連絡していただきたい。連絡先は、大学のHPで留学生に関わる部署を検索する方法で探すことができる。一般の人々で留学生と接触する機会が多い方は、留学生がいつもと違う様子がしたり、困っているようであれば、積極的に声をかけていただければと思う。もし、いつもと違う様子が見られた場合は、留学生に「困っているようでしたら、何かサポートできることがありますか」、とか「お話、聞きましょうか」などと声をかけ、話をしているうちに、留学生が上記のような発言をしたら、大学の留学生関係者に連絡していただきたい。

外国人留学生が留学目的を果たし、日本の文化をよく知り、日本の人々と友好な関係を築くことは、留学生の出身国と日本の相互理解を促進する上でも大切なことである。大学コミュニティの留学生関係者はもちろん、広く一般の方々も、留学生が母国の同国出身者、地域社会のメンバーとして孤立しないように、ネットワークの網の目に入れ込み、支えあうことが重要とされる。

最後に、留学生支援者は「相手が望まない援助」であれば、自尊心を傷つけ、良好な人間関係が維持できなくなる場合もあることを意識すべきである。ここに支援の難しさがある。そういう意味で、支援者の重要な役割は、留学生に心理的負荷を与えずに、自由に援助サービスが受けられるような仕組みや環境を作ることであろう（加賀美, 2002；2007）。

文　献
井上孝代編（1998）多文化時代のカウンセリング（現代のエスプリ377）．至文堂．
石隈利紀（1999）学校心理学——教師・スクールカウンセラー・保護者のチームによる心理教育的援助サービス．誠信書房．
加賀美常美代（2002）留学生への相談支援体制：留学生の心とどう向き合うか．留学交流 14(11), 6-9. ぎょうせい．
加賀美常美代（2007）7章7節 異文化関連（4）留学生支援としての予防的・教育的アプ

ローチ.775-781. コミュニティ心理学会編：コミュニティ心理学ハンドブック. 東大出版会.

加賀美常美代編（2013）多文化共生論――多様性理解のためのヒントとレッスン. 明石書店.

ゲーリー・アルセン（1995）留学生アドバイザーという仕事――国際教育交流のプロフェッショナルとして（服部まこと・三宅政子監訳）. 東海大学出版会.

加賀美常美代（2010）第4章 多文化間カウンセリング：コミュニティ心理学の視点から. 言語と社会・教育（中島平三監修　西原鈴子編）. 朝倉書店, 49-74.

加賀美常美代, 岡野禎治（2002）来日早期にうつ病に至った留学生の症例報告――医療と教育の連携による奏功例. こころと文化（多文化間精神医学会誌）1(1), 63-72.

日本学生支援機構（2014）平成25年度外国人在籍状況調査について――留学生受入れの概況. JASSO PRESS.

齊藤久子監修（2000）学習障害――発達的・精神医学的・教育的アプローチ. ブレーン出版.

横田雅弘, 白土悟編（2004）留学生アドバイジング. ナカニシヤ出版.

2 難民・難民認定申請者では

鵜川 晃・野田 文隆

チャート1　難民・難民認定申請者とは

　現在，世界には5,120万人（国連高等弁務官事務所，2013）の難民がいる。そして日本にも人種・宗教・政治的意見などを理由に迫害を受けるおそれがあるために国を出て，難民化しようとやってきた人々がいる。

　そもそも日本に初めて難民が上陸したのは，1975年5月，アメリカ船に救助されて千葉県に上陸したベトナム難民9人であった。当時，日本政府は難民の受け入れを認めていなかったため，彼らは一時滞在として上陸を許可された。その後もボートピープルの到着が相次いだため，1979年7月，日本政府は受け入れに特殊な枠を作りそれを「インドシナ難民」と呼び受け入れを開始した。

　当初，受け入れ人数は500人と制限していたが，国連などからの外圧によって徐々にその枠を広げ，1994年には1万人であった枠も外し，インドシナ難民に限り制限なく受け入れ始めた。

　その後，1982年，日本政府は難民条約に加盟し難民認定制度を導入した。難民はどの国へ行ってもすぐに難民として認定され受け入れられるわけではない。本当に難民条約を満たす難民かどうかという厳しい審査を受ける。難民として認定されたものは「条約難民」，審査の期間にある難民は「難民認定申請者（Asylum seeker）」と呼ばれる。

　1982年以降，日本には，世界のさまざまな紛争地帯，あるいは政治的不安が続く地域（近年ではミャンマー，パキスタン，スリランカ，エチオピアをはじめとしたアフリカ圏など）から条約難民として申請してくる難民認定申請者が徐々に増え始めた。その数は1990年に32名，1995年に52名だったものが，

2009 年には 1,388 名，2011 年には 1,867 名，2013 年には 3,260 名と激増している。一方，難民認定される数は 2009 年で 30 名，2011 年で 21 名，2013 年で 6 名と極めて少数である（法務省，2014）。

　2010 年から第三国定住という制度が開始された[注1]。第一次庇護国であるタイのメーラ・キャンプなどに滞在するミャンマー難民を受け入れ，定住支援を行うというプロジェクトである。しかしながら，日本へ庇護を求める難民は少なく，2010 年は 5 家族 27 名，2011 年は 4 家族 18 名がやってきたが，2012 年は希望者がいなかった。

　難民申請に関する判定は平均 1 年 8 カ月かかる。この間の彼らへの支援は，外務省の外郭機関の難民事業本部（Refugee Assistance Headquarters, 以下RHQ）により，原則として 4 カ月間「保護費」というものが支給される。1 日の生活費は 1,500 円，住居費は上限 4 万円である。難民認定申請期間中，在留資格によっては働くこと，日本の医療保険に加入することはできない[注2]。必要な医療費については領収書を RHQ に持っていけば後払いという形で受給できる。しかし，保険がないため自費負担ということもあり，医療機関で払うお金のない人はほとんど医療を利用できない。

　このように難民認定申請者は，母国で受けたトラウマと，ホスト国（日本）での過酷な扱いによる二重の精神的負担を負いながら，ひたすら難民認定申請の判定を待つということになる。難民認定申請中の A さんは「母国でも学校には行けないし，仕事にも就けなかったし，今と状況は何も変わらないと言えば変わらない。でも日本でも同じような境遇に立たされるとは思ってもみなかった。人として当たり前の生活をしたいだけなのに。（中略）自分で自分を励ましながら生活している」と語っている。

　難民化の経緯において精神的な問題を抱えやすいことは容易に想像できるし，疾患の頻度についてはさまざまな報告があるが（Fazel, M., Wheeler, J.,

---

注1）**第三国定住プログラムとは**　自主帰還や一時的な庇護国（避難先）から恒久的な定住が可能な第三国へ移住して生活を再建することである。具体的には最初に庇護を求めた隣国に定住するということである。しかし，隣接国が大量の難民を受け入れることは大きな負担となる。そこで難民問題に関する負担を国際社会において適正に分担するという観点から，このプログラムが実施され始めた。日本は 2010 年からこのプログラムによる新たな難民受け入れを開始している（UNHCR Resettlement Handbook, 2011）。

注2）**難民認定申請者の就労と保険加入について**　難民認定申請者のなかでも，在留資格が特定活動（6 カ月），仮滞在，人道的配慮による在留を認められたものは，就労すること，国民健康保健に加入することができる。

Danesh, J., 2005, Steel, Z., Chey, T., Silove, D., 2009, Llosa, A. E., Ghantous, Z., Souza, R., 2014），症状の発現は受診に至った時期，対象群（インドシナ難民かボスニア難民かであるかなど），ホスト国のサービスの利用などにより変化してくると言われている（Gorst-Unaworth, C., Goldenberg, E., 1998）。

　これらの心の問題に対する支援について触れる前に，難民化から移住後にかけてどのようなリスク要因を抱えやすいのか次に述べる。

チャート2　知ってほしいこと

　難民・難民認定申請者の持つメンタルヘルス上の問題はさまざまであるが，おおまかにその発症のストレス要因は1）難民化以前，2）難民化中，3）難民化後の3期に分かれる（野田，2002）。

1）難民化以前に生じている問題

① 難民化に先立つさまざまな身体的，精神的外傷

　多くの人は本国での迫害，弾圧を経験しておりその際に投獄や拷問，強姦を受けた人がいる。また，近隣での裏切り，密告があり，虐殺・略奪・強姦の目撃などの外傷的体験を持っている。

② 脱出による喪失

　難民は故郷，土地，家財のみならず，本国での社会的地位などさまざまなものを喪失し，家族も散り散りばらばらになっているケースも多い。

2）難民化中に生じている問題

① キャンプや海外への逃走体験

　追われつつ逃げる場合，パスポート入手の困難やブローカーによる詐欺など被害にあう。追われる恐怖からいくつかの国を転々とする場合もある。難民キャンプをいくつか移されたり，逃亡途上では略奪，強姦，虐殺体験，家族離散を経験している人も多い。

② 難民キャンプでの体験

　難民キャンプでは，飢餓，不衛生，絶えざる死の恐怖，喧嘩，家族・同朋の死，病気体験，薬物依存，売春，子どもの非行など，ありとあらゆることが起こっている。

3) 難民化後(受入国)での問題

移住者・難民の移住におけるメンタルヘルスの危険因子には下記の7つがあると言われている (Canadian task force on mental health issues affecting immigrants and refugees: Review of the literature on migrant mental health. Canada, 1988)。

① 移住に伴う社会的・経済的地位の低下
② 移住した国の言葉が話せないこと
③ 家族離散,もしくは家族からの別離
④ 受入国の友好的態度の欠如
⑤ 同じ文化圏の人々に接触できないこと
⑥ 移住に先立つ心傷体験もしくは持続したストレス
⑦ 老齢期と思春期世代（高齢者は異文化への適応が遅く,思春期世代は自我同一性の問題を抱えやすい）

難民認定申請中のBさんは「母国ではジャーナリストだったが,今,仕事がなく施しを受けて生活をせざるを得ない。日本語を学びたいがボランティアで教えてくれる場所の情報がない。現在,家族とも連絡がとれず心配している。密告されるのではないかと不安で同国人らとコンタクトをとることができない。難民認定審査ではトラウマ体験を話さなければならないため,古傷がえぐられる。いつになったら難民として認められるのか分からないため,先々に希望を持つことができない。他の国に難民として行きたいがそれも叶わない……」と語る。

チャート3　ではどうアプローチするのか

ここでは難民・難民認定申請者によく見られるうつ病や心的外傷後ストレス障害,そして統合失調症の支援の際の留意事項について述べる。

1) うつ病

日本の難民認定申請者の抱える心の問題で最も多いのはうつ病である（野田,2002）。うつ病の発症については,移住者のほうが一般的に精神疾患の罹患率より高いと言われているが,いくつかの調査ではむしろ率が低いことも示されている (Nazroo J, 1997 ; Sproston K, Nazroo J, 2002 ; Weich S, Nazroo J,

Sproston K, 2004)。また移住者は新たな文化圏において，窮地に陥ると感じたとき，敗北感を次第に抱くようになり，うつ病に発展する可能性があるとも言われている（Sproston K, Nazroo J, 2002；Weich S, Nazroo J, Sproston K, 2004)。

① アジア・アフリカ系難民は「心理的表現」を用いないことが多い

心が「うつ」であると表現できることは欧米系民族の文化的特徴であり，アジア・アフリカ系難民は体験している困難を心理的用語（たとえば「落ち込んでいる」）を用いて表現することは少ない。カンボジアでは「うつ」にあたる言葉がない，すべては「ビバーチャット（大変だ)」と表現される。またミャンマー人は「気持ちがさびしくなっている」と表現することが多い。アフリカ難民は概ね後述する身体の愁訴として表現する。その意味で精神科医にかかり，「自分はうつです」と表現することはアジア・アフリカ系難民では稀である。つまり，うつ病であっても自分が何で苦しんでいるかわかっていないことが多いと言える。また，イスラムの文化では，神との約束で死ぬことは禁じられているので，自分がうつであることは弱い自分を認めることとして容認されないことが多い。

② うつは身体に表現される

アジア・アフリカ系民族のうつの表現は頭痛，腹痛，喉が詰まる，体が重いというような身体の愁訴として表現されることが多い。人類学者 Nichter M はこれを各民族固有の "Idiom of Distress（苦悩の慣用表現)" と称している（Nichter M, 1982)。これがアジア・アフリカ系難民が直接精神科医のもとに来ることの少ない原因である。彼らはまず，内科医や外科を歴訪し，その医師から紹介されて精神科にたどりつくことが多い。その頃には重症化している場合も少なくない。難民認定申請者の身体的愁訴はうつ病のサインであることもある。あるアフリカ系難民は「来日してからずっと頭が痛い。心臓がばくばくいう。手も震える。喉がつまる感じがする。食べ物が飲み込み難い。いくつもの病院を受診しても身体は問題ないと言われた。母国ではこんなことはなかったのに」と語る。彼らの語りに耳を傾ける際は，身体的な愁訴以外に眠れない，食欲がないなどの症状はないか，聞き取っていくことが重要である。

③ 薬物療法に関する抵抗が大きい

一般にアジア・アフリカ系民族・難民はそもそも，精神疾患というものに偏

見を持っている人が多い。例えば，ベトナム人にとっての「精神疾患」は即ち「狂者」として捉えられていた。彼らは病者が呈する症状は「先祖の恥ずべき行為の報い」，「祖先が憑依している」，「運命と捉え受け入れるほかない」と述べている。またベトナム人が精神疾患を患った際，まず神仏に祈る，先祖の墓参りをする，食生活を見直す，漢方薬を用いる，その上で問題が解決せず家族が困り果てたら医師のもとを訪れ薬物療法を受けるというプロセスを辿ると報告している（Silove D, Manicavasagar V, Beltran R, 1997；Phan T, 2000；Groleau D, Kirmayer L J, 2004；Dinh Kha Dinh, Ganesan S, Morrison N, 2005；鵜川，2010）。そのような認識があるため西洋医学的な薬物療法は精神を損なうもの（怖いもの）という思いがある。日本で受け入れられる治療が受け入れられないことが多い。まず，じっくりと相手の話を聞き，精神疾患をどのようにとらえているかを理解し，彼らにとって，もっとも納得できる治療法を選択することである。つまり，うつ病であるということを認めさせるより，現実的に眠れない，食べられないなどのもっとも困っている部分に援助を与えることが重要である。治療協働ができればそこから治療者の考えとの摺合せをしていけばよい。

2）心的外傷後ストレス障害（Post Traumatic Stress Disorder）

　先にPTSD（心的外傷後ストレス障害）の発症頻度についての定説はないと述べたが，例えばオランダにいる232人のアフガン，イラン，ソマリアからの難民を対象とした調査では，PTSDが認められたのは11％であった（Gemitsen A A, Deville W, Van der Linden F A, 2006）。また民族浄化の被害にあった20人のアメリカ在住ボスニア難民を対象とした調査においてPTSDが認められたのは65％と研究によって発症頻度はまちまちである（Weine S M, Becker D F, McGlashan T H, 1995）。ただMollica R Fがタイ国境のカンボジア人難民キャンプで1,000人の難民に行った調査では，PTSDの症状（回避症状を除く）は過去の心傷体験のエピソードが多ければ多いほど重くなることが示されている（Mollica R F, Brooks R, Tor S, 2014）。

　① 絵に描いたようなPTSDは少ない。PTSDとうつ状態は混合することが多い
　大変なトラウマ体験を持っているから，難民認定申請者には絵に描いたようなPTSDがみられると思われがちであるが，そういうわけではない。難民を

多く診ている我々の体験でもPTSDのみがみられる患者はわずかである。むしろ，うつ病との合併症状として現れることが多い。難民であるからPTSDがあるという予断を持って臨むことは注意すべきである。

② トラウマの概念をもたない民族にPTSDをあてはめるのは危険である

PTSDという概念は欧米で作られたものである。前述したカンボジアのように，心理的愁訴を表す言葉をもたない民族に果たして単純にPTSDの診断を与えていいか，注意を要するところである。カンボジア人精神科医 Chhim Sotheara はポルポト政権によって大虐殺を体験したカンボジア人は，欧米の研究者によればたくさんの人がPTSDを患っていると言われるが，彼らが患っているものはカンボジア語で"Baksbat（バスバ）"というメンタリティだと言う。"Baksbat"はPTSDとは異なる土着の概念で，英訳するならば"Broken courage（打ち砕かれた勇気）"という病態だと言う（Chhim Sotheara, 2012）。このような文化的に固有な感情や病理が存在する側面を考慮せずに，症状をステレオタイプ化してみてしまうことは慎まなければいけない。

③ トラウマを持つことを恥と思う人々には配慮がいる

多くの人はトラウマを持つことを異常なことと考えがちである。例えば，イスラム圏の男性はトラウマを持つことを恥として表現したがらない。「自分は兵士だというのにトラウマを持ってしまった。自分は弱い人間なのか……」と。そのために診察に協力的でなく，防衛が大きくなる。トラウマを持つことは正常な現象であり，恥ではないと合意されるまで，相手がPTSDだということを表現せず，現在の状態を受容的に受け止め，治療を進めることが大切である。

3) 統合失調症

移住者の統合失調症の罹患率については，移住がストレスとなり統合失調症の発症に関与する可能性（Ødegaard Ø, 1932），移住者の文化や規範の認識不足による統合失調症の誤診が関与している（Stompe T, Friedman A, Ortwelin G, 1999；Bhugra D, Hilwing M, Mallett R, 2000），いくつかの移住集団においては統合失調症の比較的高い発症率が認められる（Faris R, Denham W, 1960；Boydell J, van Os J, McKenzie K, 2001）などの報告があるが，我々の印象では，難民として移住する以前に統合失調症に罹患していたケースが多いように思う。

① 妄想と事実の境界が難しいので自国での常識をあてはめないこと

例えば，アフリカ出身の難民認定申請者が「村の宗教指導者の呪いを受けた」と言った場合，日本では妄想と受け取られやすいが，それが事実であるかないかはその言辞だけでは判じがたい。話の文脈を確かめ，その国の文化的風土などを注意深く調べる必要がある。また，妄想かもしれない訴えの他に，他の症状が存在していないか検討する必要がある。

② "狂気"はどの国でもスティグマの対象なので診断告知には気をつける

統合失調症の診断は注意深く与えなければならない。どの国においても統合失調症の症状は"狂気"ととらえられることが多い。ミャンマー人からは「日本でいう統合失調症はね，ミャンマーではセイチャイヨーガっていってね，馬鹿だってことなんだけど。分けの分からないことをいうとか，裸で道を歩いているとかいう人がいたら，あいつは馬鹿だ，もう馬鹿は病院に行けって皆で言うの。」，「家にね，心の病気を持った人が居るとコミュニティに交われなくなるの。恥ずかしいんだよね。日本にもそういう家族がいる。でもそういう家族は同国人と交わらないからどうしているのか分からない」といった話しを聞く。病気である場合，コミュニティで想像以上のスティグマの対象となることがある。特に同国人が通訳の場合には十分な注意が必要である。

③ 十分に服薬の説明をしないと続かないか周囲がやめさせてしまう

統合失調症の治療には服薬がきわめて大切であるが，十分に説明しないと服薬が続かないことが多い。「薬を飲んだらもう，おかしなことを言わなくなった。薬は身体に良くないし，家族もそういうから飲ませていない」という話しをよく聞く。継続的な服用により，「おかしなことを言わなくなった」状態が保てることを，家族や親戚にも理解を得ていないと，継続的な治療は困難である。

④ 今後の方針をよく本人，家族と話し合う

統合失調症は治療経過の長い病気であり，長く医療とも付き合わなければならない。また，回復のためにはリハビリテーションも必要である。生活が苦しく，経済的にも恵まれず，また，文化的にもそのような治療があるという認識に乏しい難民認定申請者とその家族にその現実を理解してもらうのは大変なことである。既存する社会資源についても丁寧に粘り強く説明していくことが大切である。

チャート4　よくみられる支援例

では次に事例から難民・難民認定申請者の「うつ病」への支援について理解を深めることとする。

> 中東圏出身の男性，40代。最終学歴は大卒。政治活動に参加したことで命の危険を感じ，母国から逃れ来日した。単身にて来日しており，母国には両親や兄弟がいる。難民認定申請中であり，RHQからの保護費のみで生活している。敬虔なイスラム教徒である。同国人コミュニティとの繋がりはない。日本語は殆ど話せず周囲とのコミュニケーションは英語である。
>
> 　来日以降，頭痛，目の霞み，胃の痛み，ゲップがでる，足腰の痛み，耳の奥が痛い，手が痺れる，動悸や息苦しさを訴え，某支援団体に付き添われ，内科，外科，整形外科，眼科，耳鼻科を受診したが，器質的な問題はないと言われる。医療機関からは精神科の受診を勧められるが，本人は「自分はおかしくない。だから精神科は受診したくない」と頑なに拒む。また「自分は重篤な疾患を患っている。医者はちゃんと話しを聞いてくれない。だから病気を見つけることができない」と言う。

某支援団体からカウンセリングをして欲しいと依頼があり，心理士が話を聞くと下記のような問題を抱えていた。

① 精神状態

睡眠（Sleep）：寝つきが悪く，3時間ほどで目が覚める。母国の家族や友人の夢ばかりみる。

元気（Energy）：いつもの20％ぐらいしか元気がない。だるいので何もやる気が出ない。

罪業感（Guilty）：電話で具合の悪さを家族に話しているのだが，家族に心配をかけて悪いと思っている。

趣味（Interest）：趣味は読書だが，疲れて読むことができない。

集中力（Concentration）：物忘れが激しく，そのことに不安を感じている。日本語を勉強しても頭に入らない。

食欲（Appetite）：何を食べても味がよく分からない。来日以降，体重が減っている。

精神運動（Psychomotor Retardation）：気持ちは焦るが，何事もテキパキで

きない。
　希死念慮（Suicide thought）：宗教上，死を考えてはならないが，この先に希望がもてないので消えてしまいたいと思うことがある。
　② 心の病気についての認知
　自分は心の病気ではないと思う。家族や親族らに心の病気を抱えた人はいなかった。母国ではうつ病という病気は「絶望」を意味する。うつ病に罹ったら人生は終わりだ。母国では心の病気に罹ったら病院で薬での治療を受ける。
　ただ，今の生活はストレスが多い，ストレスから身体の病気になったのではないかと思う。
　③ 本人の希望
　元気になりたい，元気になって日本語を勉強したり，この先の生活について考えられるようになりたい。
　④ 支援団体の抱える葛藤
　心の病気を認めない人に精神科受診を勧めるのは抵抗がある。しかし，このまま他の医療機関を受診し続けるにも費用の問題がある。
　心理士より，うつ病である可能性があることを告げる。うつは治療により回復する病気であり，あなたがおかしいから罹る病気ではなく，苛酷な環境により罹る病気であることを告げる。またうつによりさまざまな身体の不調が出現することもあり，うつ病の回復によりそれらも改善する可能性があることを告げる。また支援者に対しては，カウンセリングは万能ではないこと，時に医療を上手く使っていくことで，異文化への適応も良くなることを伝えた。それにより，当事者，支援者ともに精神科への受診を承諾し受診につなげることができた。

チャート5　難民支援の課題について

　次に，難民・難民認定申請者の支援に関わる可能性がある，一般の方々へのアドバイスについて述べる。

1）難民・難民認定申請者のメンタルヘルスの問題にどのようにしたら気づけるか
　難民・難民認定申請者が日本での生活において問題を抱えた際，彼らが相談相手として選択するのは，日本語教師ボランティア，ボランティア通訳士，

NPO団体の職員，弁護士であることが多い。精神症状が出現した場合でも，精神保健福祉専門家にファーストコンタクトをとる難民・難民認定申請者はごく僅かである。そのため一般の支援者も，難民・難民認定申請者から相談を受ける際，精神状態についても注意して欲しい。相談者に精神的な変調を来している可能性がある場合には，下記の症状について確認していただければと思う。症状が3つ以上が2週間以上続いているとしたら，精神保健専門家への相談に繋げることが望ましい。

■ 精神状態（SEGICAPS：シギキャップス）：うつ病の症状を端的に表すキーワード

1) 睡眠（Sleep）：眠れない――「寝つきが悪い，夜中に何度も目が覚める，朝早く目が覚めてしまう，夢をたくさんみる，朝起きた時，疲れていることはありますか？」と確認する。

2) 元気（Energy）：元気がない――「元気な時を100点とすると，ここ2週間は平均して何点ぐらいですか？」と確認する。うつ病の場合，30点以下を示すことが多い。

3) 罪業感（Guilty）：申し訳ないと思う――「家族や友達に申し訳ないと思うことがありますか？」と確認する。

4) 趣味（Interest）：興味喪失――「どんな趣味を持っていますか，いまそれをして気を晴らすことはできますか？」と確認する。

5) 集中力（Concentration）：集中しない――「本や新聞を読む時，集中できますか，仕事や勉強に集中できますか，物忘れが酷くなったと感じることはありますか？」と確認する。

6) 食欲（Appetite）：食欲がない――「空腹感はありますか，最近，体重が減ったということはありますか，食事を食べていて美味しいと感じますか？」と確認する。

7) 精神運動（Psychomotor Retardation）：動きが鈍い――「考えるスピードや動作が遅くなっていると思いますか？」と確認する。

8) 希死念慮（Suicide thought）：死にたい気持ち――「辛いから消えたいと思うことはありますか，具体的に自殺について計画したことはありますか？」と確認する。

2) 難民・難民認定申請者のメンタルヘルスの問題に気づいた際,どうすべきか

　難民・難民認定申請者がメンタルヘルスの問題を抱えていることに気づいた場合,支援者は「精神科を受診させるべきかどうか」「受診させるとしたらどのように勧めたらいいのか」について悩む。難民・難民認定申請者が「困っている状況」を聞き,それについて相談する場として「精神科」を利用することを勧めてはどうだろうか。難民・難民認定申請者は「話を聴いて欲しい」というニードを持っているため,「相談」という形であれば精神科受診を承諾する可能性が高い。難民・難民認定申請者のメンタルヘルスの問題について判断に困る,どこを受診させるべきか悩む場合は,下記に連絡すればアドバイスが得られる。

■難民・難民認定申請者のメンタルヘルス支援に関する相談先
　特定非営利法人　多文化間メンタルヘルス研究所
　http://www.mejiro-sola.com/mentalken.html
　電話番号：03-5906-5094
　電話相談：毎週金曜日の11時から18時まで対応可

3) 難民・難民認定申請者を医療機関に繋げる場合,どうすべきか

　難民・難民認定申請者が医療機関への受診を希望している,もしくは家族,支援者など周囲の人が受診は必要であると判断した場合,下記についての情報を整理し,医療機関に問い合わせを行うことでスムーズな診療に結びつく。また薬物療法を受けたことがある難民・難民認定申請者に対しては,受診の際,「おくすり手帳」を持参するのを忘れないようアドバイスをして欲しい。

  1) 年齢
  2) 性別
  3) 国籍
  4) 母国語,日本語ができるキーパーソンの有無
  5) 居住地
  6) 在留資格
  7) 日本の健康保険の有無
  8) 本人または家族の就労状況・医療費の支払い能力
  9) 困っている状況,症状の要点

10) これまでの経過
11) これまでに受けたカウンセリング，診察内容について

チャート6　コミュニティにおけるメンタルヘルス支援

　今後も，世界のさまざまな紛争地帯，あるいは政治的不安が続く地域から，日本への難民の流入は増え続けることが推測される。では難民・難民認定申請者のメンタルヘルスの問題に対して，コミュニティではどのような支援を提供していくべきなのか。

1）難民・難民認定申請者に早期にメンタルヘルスの知識を提供する

　メンタルヘルスの留意事項および事例でも述べたが，多くの難民・難民認定申請者は，メンタルヘルスの問題を身体的な愁訴で表現することが多く，精神科受診は後回しになりがちである。当事者，支援者がメンタルヘルスのハイリスク・グループであることを理解し，早期発見，早期治療に繋げることが大切である。難民を多く受け入れているカナダの Immigrant Service Society では（行政と NPO が連携し難民らの支援を提供している団体），難民認定申請を行った者に対して「メンタルヘルス教育」を行っている。移住後，どのようなメンタルヘルスの問題を抱えやすく，どのような対処行動をとるべきか，さらには予防について，そして相談機関についての情報も提供している（現在，日本では難民・難民認定申請者のメンタルヘルスに対する予防的な支援は提供されていない）。これが移住後のメンタルヘルス支援を円滑にさせていくものと考えられる。

2）Cultural Competence（多文化対応能力）を高める

　難民・難民認定申請者への支援において，彼らの体験に耳を傾け，相手の文脈で治療を考えていくことは大切である。事例にもあったが「うつ病」は不治の病のように考えられている文化も存在する。またある難民認定申請者からは「母国では病気にかかったら呪術師の治療を受ける。呪術師を探して欲しい」と懇願されたこともある。この場合，自文化規範を押し付けるのではない「他文化との折衝」をしていく姿勢を持って関わるべきである。それは単に異邦者のエキゾティックな習俗を特別視することではなく，相手の経験に耳を傾け，

相手の規範を理解し，お互いの文化規範を理解した上で，治療における落とし所を探り合うということである。

　この折衝を行うに必要な能力として Cultural Competence があげられる。Tseng と Stelzer は治療者と患者の間には，民族的背景の差異だけでなく，同国人であれ，出身地や年齢，人生の経験など人間的多様差が存在する。ゆえに治療者は，①文化的感受性を鋭くすること，②文化的な知識を得ること，③文化的共感性の強化，④文化的に妥当な関係と相互作用を調整すること，⑤文化的に適切なテクニックを実行すること，が必要であると説いている（Tseng W S, Stelzer J, 2004）。コミュニティにおいて，難民・難民認定申請者の語りを受け止める力こそが，Cultural Competence であると言える。

3）コミュニティと専門家が連携・協働する

　難民・難民認定申請者が医療に繋がらない理由には医療者側の問題も大きい。「言葉が通じない」，「診察に手間暇がかかる」，「医療費がとれない」などの理由で外国人診療を躊躇する専門家も多い。

　この態度が難民・難民認定者ならびに支援者が受診に抵抗を示すことにも繋がる。難民・難民認定申請者のメンタルヘルスの問題においては国による体制整備が求められるが，現時点では遅々として進んでいない。ならばコミュニティ（支援団体）と専門家が連携・協働するほかない。具体的には，言葉の問題については通訳の手配を行う，事前に患者の問題や背景についての情報提供を行う，医療費の支払いについては既存のサービスを用い算段をつけておくことが，支援者に求められることであろう。また多文化間精神医学会のような専門的団体が多言語対応可能な医療機関の情報提供を積極的に行っていくべきであろう。こういった努力の積み重ねによって難民・難民認定申請者のこころの問題への支援が，コミュニティと専門家の連携・協働として行われるようになると思われる。

引用文献

Bhugra D, Hilwig M, Mallett R et al（2000）Factors in the onset of schizophrenia: a comparison between London and Trinidad samples. Acta Psychiatr Scand. 101, 135-41.

Boydell J, van Os J, McKenzie K et al（2001）Incidence of schizophrenia in ethnic minorities in London: ecological study into interactions with environmnent. BMJ, 323, 1336.

Dinh kha Dinh, Ganesan S, Morrison N (2005) Cross-Cultural Caring. 2nd, 247-287, UBC, Canada.

Faris R, Denham W (1960) Mental disorders in urban areas. Hafner, New York.

Fazel M, Wheeler J, Danesh J (2005) Prevalence of serious mental disorder in 7000 refugees resettled in western countries: a systematic review. Lancet 365, 1309-14.

Gerritsen AA, Devillé W, van der Linden FA, Bramsen I, van Willigen LH, Hovens JE, van der Ploeg HM (2006) Mental and physical health problems of, and the use of healthcare by, Afghan, Iranian and Somali asylum seekers and refugees. Ned Tijdschr Geneeskd, 150(36), 1983-9.

Gorst-Unsworth C, Goldenberg E (1998) Psychological sequelae of torture and organized violence suffered by refugees from Iraq: Trauma-related factor compared with social factor in exile. Br J Psychiatry 172, 90-94.

Groleau D, Kirmayer LJ (2004) Sociosomatic Theory in Vietnamese Immigrants' Narratives of Distress, Anthropology & Medicine 11(2), 117-133.

Kirmayer LJ, Groleau D, Looper, KJ, Melissa Dominicé Dao (2004) Explaining Medically Unexplained Symptoms. The Canadian Journal of Psychiatry 49(10), 663-672.

Llosa AE, Ghantous Z, Souza R, Forgione F, Bastin P, Jones A, Antierens A, Slavuckij A, Grais RF (2014) Mental disorders, disability and treatment gap in a protracted refugee setting. Br J Psychiatry 204(3), 208-13.

Mollica RF, Books R, Tor S, Lopes-Cardozo B, Silove D (2014) The enduring mental health impact of mass violence: a community comparison study of Cambodian civilians living in Cambodia and Thailand.International of Social Psychiatry 60(1), 6-20.

Nazroo J (1997) Ethnicity and mental health. London.

Nichter M (1982) Idioms of distress-Alternatives in the expressions of psychosocial distress: A case study from south India. Cul Med Psychiatry 5(4), 379-408.

野田文隆 (2002) 難民とトラウマ. 臨床精神医学 31(増刊号), 152-157.

Ødegaard Ø (1932) Emigration and insanity. Acta Psychiatr Neurol Scand. 4(Suppl.), 1-206.

Phan T (2000) Investigating the use of services for Vietnamese with mental illness. Journal of Community Health 25(5), 411-425.

Silove D, Manicavasagar V, Beltran R, et al (1997) Satisfaction of Vietnamese patients and their families with refugee and mainstream mental health servicese.Psychiatric Services 48, 1064-106.

Sotheara Chhim (2012) Baksbat(Broken courage): The development and validation of the inventory to measure Baksbat,a Cambodian Trauma based cultural syndrome of

distress. Culture, Medicine, and Psychiatry 36(4), 640-659.
Sproston K, Nazroo J (2002) Ethnic minority psychiatric illness rates in the community. The Stationery Office, London.
Steel Z, Chey T, Silove D, Marnane C, Bryant RA, van Ommeren M (2009) Association of torture and other potentially traumatic events with mental health outcomes among populations exposed to mass conflict and displacement: a systematic review and meta-analysis. JAMA, 302, 537-49.
Stompe T, Friedmann A, Ortwein G et al (1999) Comparison of delusions among schizophrenics in Austria and Pakistan. Psychopathology 32, 225-34.
Tseng WS, Stelzer J (2004) Cultural competence in clinical psychiatry. American Psychiatric Publishing, Washington DC.
鵜川晃,野田文隆,手塚千鶴子他(2010)日本に暮らす外国人のメンタルヘルス上のHelp-seeking行動の研究(第2報)——ベトナム人のメンタルヘルスの概念と対処行動.こころと文化9(1), 56-68.
Weine SM, Becker DF, McGlashan TH, Laub D, Lazrove S, Voj-voda D, Hyman L(1995) Psychiatric consequences of "ethnic cleansing": clinical assessments and trauma testimonies of newly resettled Bosnian refugees. Am J Psychiatry 152, 536-542.
Weich S, Nazroo J, Sproston K et al (2004) Common mental disorders and ethnicity in England: the EMPIRIC study. Psychol Med. 34, 1543-51.

参考文献
野田文隆(2013)難民認定申請者(Asylum seekers)の生活とこころ.加賀美常美代編:多文化共生論, 199-220. 明石書店.
United Nations High Commissioner for Refugees (2011) UNHCR Resettlement Handbook. UNHCR.

3 外国人労働者では

阿部　裕

チャート1　外国人労働者とは

　外国人労働者とは，専門的技能的分野で働く外国人，日系人労働者，外国人技能実習生を指しており，2014年10月現在では78万8千人である。中国人が最も多く，次いでブラジル人，フィリピン人である。都道府県別では東京が最も多く，愛知，神奈川，大阪を合わせて過半数を占める。

　専門的技能的分野で働く外国人の国籍はさまざまであり，日系人労働者はブラジルとペルーが多く，技能研修生として来日する外国人のほとんどは中国人である。このように外国人労働者といえども一括りにできない。ここでは，多文化外来を受診することの多かった日系ラテンアメリカ人およびその配偶者を外国人労働者の代表として取り上げ，その支援を考えることにしたい。

チャート2　知ってほしいこと

　日系ラテンアメリカ人は，バブル景気末期のころの1990年6月の入管法改正によって，自由に入国ができ，単純労働に就けるようになった。ただし，日系二世と三世およびその配偶者までで，四世は二世や三世とともに入国することが条件であった。ブラジルやペルーと日本との間にかなりの経済格差があり，日本で数年働けば家が建つといわれ実際に家を建てた人もいた。

　90年代初めに来日した（日系）ラテンアメリカ人は，日本に住んで四半世紀が過ぎようとしている。その後，2000年代に来日した人も含めて，一部の人は日本へ定住化し，一部の人は特に，リーマンショックと東日本大震災の後

に母国へ帰国した。残りの人たちは今だに，このまま日本に住み続けるのか，それとも帰国するのかの間で揺れ動いている。また中には日本と母国を行き来しているリピーターといわれる人たちもいる。

　そして，彼らが居住している地域は偏在しており，愛知，静岡県を中心とした中京圏と神奈川県を中心とした首都圏に多く住んでいる。なぜかといえば，それらの地域に彼らが仕事に就ける工場が集中しているからである。彼らは，浜松市や大泉町のように集住していることも多いが，横のつながりはあまりなく，意外とラテンアメリカ人コミュニティを形成していない。

　そのような状況なので，彼らの悩みごとは広範囲に及んでいる。

1) 言葉の問題

　日系二世，三世は，母国で生まれ育ち，スペイン語かポルトガル語で教育を受けているため，在日年数が長くても，流暢に日本語を話す人は少なく，日常会話か片言程度の日本語しか話さない人が多い。日系人の第二世代の子どもたちは，幼少期に来日しているか日本生まれであり，日本語で教育を受けているので，日本語には不自由しないことが多い。しかし家庭内におけるコミュニケーションは母語のことが多く，親子間のコミュニケーションギャップが問題になっている。

2) 生活習慣の問題

　90年代から，愛知県の保見団地等で外国人のごみの出しが問題になっていたように生活習慣の違いによるトラブルは多く発生している。職場での時間感覚の在り方，学校での子どもの勉強の学び方など，取り上げればきりがない。

3) 地域での問題

　彼らはある地域に集住しているとはいえ，母国人同士のコミュニティ形成には至っておらず，また地域コミュニティにも参加していないことが多い。それゆえ，地域や教育の情報を手に入れることが困難で，そこから得られる生活，教育，医療，保健，福祉支援をうまく活用することができていない。日常会話に不自由することはなくても，文字を読むことは一般的には極めて困難である。

4）居住地域の移動

　今日，経済状況が厳しくなり，主に派遣業務に携わっている彼らは突然解雇されることも珍しくない。彼らは出稼ぎ労働者として日本にやってきているので，失業が最も恐怖であり，ストレスである。そこで彼らは派遣会社や友人を頼りより良い職場を常に探している。特に子どもが成長して社会人になっていたり，子どもを持たない家族は，より良い職場を求めて簡単に移動する傾向がある。

5）家族の問題

　親子のコミュニケーションギャップが問題になっていると言語のところで述べたが，コミュニケーションギャップは夫婦間でも表面化している。一つは，夫婦で来日するが，配偶者それぞれの日本への適応の程度や速さに違いが出るために，母国にいれば表面化しなかったであろう夫婦間の葛藤が表面化する例がみられる。二つ目は，配偶者間や親子間の価値観の違いである。特に教育観においては家族のなかでの個人差が大きい。

6）社会保険

　2000年代初めまでは日系人であっても，市町村によって国民健康保険証を取得できないところがみられたが，今日では健康保険証の取得のみならず，生活に困窮した場合には生活保護を受けることも可能である。自立支援医療は健康保険証を取得していれば，市町村窓口に申請すれば，ほとんどの精神障害でこの支援を受けることができ，自己負担は一割，低所得の場合は無料になることもある。また，障害者年金も受給可能である。

8）アイデンティティの問題

　今日，日系人の中で最も問題になっているのが，この日系人の第二世代の子どもたちの問題である。彼らは，学校では日本語で教育を受けるが，家庭では母語を使う。生活に必要な日常用語や会話は母語で教育を受け，学校教育で習う日本語は同年齢の日本人の子どもと同じ教育を受けるため，理解し，身に着けることが難しい。そのため母国にも日本にも文化的アイデンティティをもつことのできない子どもたちが一定数いることが報告されている。

9) 将来, 居住地未決定の人たち

　早い人では来日して四半世紀になるが，いまだに将来，母国に帰るのか日本に住み続けるのか未決定の人が多くいる。本人は自分に決定権を持っているのでいいが，今日問題になっているのは，親のために将来を決められない第二世代の子どもたちである。日本に長く住み，ブラジルに戻って再適応に苦しむ子どもたちのことが報告されている。日系人は，期間の定めのない長期滞在者であり，期間の定められた駐在員や外国語教師とは異なった側面を持っている。また，農村の花嫁や難民と比較すると，母国に戻ることができるという自由さをもっているともいえる。

チャート3　ではどうアプローチするのか

　ラテンアメリカのこころの問題に対する支援アプローチといえどもさまざまな次元がある。ここでは精神医療的な支援，すなわち精神科クリニックに限定してそのアプローチを述べたい。

1) 受付窓口で

　受診患者が，どの程度日本語をできるのか不明である。あらかじめ予約の電話があればある程度推測できるが，必ずしも予約の電話があるとは限らない。受付では，できるだけ易しい日本語でゆっくりと話し，相手の日本語の理解度を測る。患者自身は，精神障害を患っていると極端に日本語力が落ちている場合が多く，時には平常時は普通に会話ができるのに，全く喋らなくなってしまうこともある。

　日本語で会話が不可能な場合には，患者の母語のできるスタッフを探す。スタッフがいなくても，通訳付きで来てくれれば問題はないが，通訳もいない場合は遠隔地医療通訳を使用することになる。しかし，これもあらかじめ登録していないと困難な場合が多い。

　いずれにしても，ラテンアメリカ人であれば，スペイン語やポルトガル語の問診票を用意しておいて，記入してもらうことが重要である。主訴が何なのかを前もって知っておくことだけで，診療時間をかなり短縮できる。もし主訴を分からないで面接を始めたとすると，精神医療的に何を求めているのかにたどり着くまで莫大な時間を要することになりかねない。

2）多文化外来における診療

　ここでは，精神科医が患者の母語を話せる，あるいは通訳を使って診療を行う場面を想定しながら論を進める。外国人の診療では，基本的には，言語を使用する面接そのものが診断や見立てを決めるので，非言語的コミュニケーションが重要なことはもちろんであるが，言語的コミュニケーションをいかに進められるかが診療のカギとなる。

　診療の手順は，予めもたらされた情報の利用，言語の使用，精神症状の的確な把握，見立てと診断をうまく行い，治療へと結びつけることである。

① 言語の問題

　治療者が，患者の母語を使用するあるいは通訳を使うにしても，時間的あるいは専門的内容の理解に制限があり，常に両者の間の相互理解に限界があることを了解していなければならない。その限界は，治療者が日本語で診察するときも同様である。

　通訳については，通訳者が誰なのかを考慮しなければならない。もちろん医療通訳の専門家がいれば最適であるが，現在のところ日本では国家資格化されていないため，国際交流協会や外国人支援ボランティア団体が養成している通訳を利用することになる。家族が通訳を兼ねるケースは，家族関係そのものが葛藤になっている場合があるのでできれば避けたいところである。知人や友人が通訳する場合は，守秘義務の問題があるため，個人情報保護法が施行されている今日ではかなり工夫が必要である。彼らが属しているコミュニティーは小さいために秘密が漏れてしまう可能性は高い。

② 精神科面接

　面接に臨む前に，あらかじめ記入してもらった問診票を見て，症状や診断を考えておく。文章が難しい場合には辞書で調べておくことも必要である。通訳付き添いの場合，診察前に患者と事前に打ち合わせをしておいてもらう。通訳者が入る場合にはスムーズにいったとしても二倍の時間はかかる。面接は，単に症状を聴くだけでなく，患者のもつ民族，文化，社会的背景を聴き，理解し，彼らがマイノリティグループに属していることを考慮することによって，患者の病理をより深く理解することができる。

③ 面接内容

　問診表に記入してもらった問題を文字で確認しておくと病歴はとりやすい。面接を始める前に，主訴が分かっているだけで話の焦点を絞りやすい。患者が

どのような文化・社会的背景の中で生きてきたかをナラティブ的に聞き，その患者の文化に沿ったコンテクストの中で患者の苦悩をとらえ，その症状を理解することが大切である。何歳の時に来日したのかにもよるが，症状が来日前と関連するのか，あるいはより来日後と関連するのかも明確にしておく。もちろん両者が関係している場合もある。

　精神症状を引き起こした誘因を探っていくと，家庭内葛藤，対人トラブル，職場内トラブル，学校内トラブル，地域でのトラブル，その他のライフイベントなど多々あるが，たいていそれらは何らかの形で多文化葛藤と関連していることが多い。

　家庭内で引き起こされる夫婦間葛藤は，母国にいればその葛藤が引き起こされなかったであろうと推測される場合がある。前述したように，夫婦の適応度の差異からくる葛藤がよく見受けられる。また，親子間葛藤の場合は，親が母語，子どもが日本語であるため，細かい部分におけるコミュニケーションの行き違いが生じている。しかし問題は，親子間ではその違いを是正するのが困難なことである。

　職場におけるトラブルは，上司との言語によるコミュニケーションのくい違いから起こることが多い。職場に通訳者が入っている場合は別であるが，いったん上司との間に齟齬が生じると，その齟齬を解消することはほぼ不可能である。また，同じ職場で働いている外国人同士のトラブルも多く見受けられる。そのトラブルが精神的なものであったとしても，言語が違うため，それを解決することは至難の業である。

　最近は日系ラテンアメリカ人の第二世代の子どもたちの問題が学校を中心として起こっている。例えば不登校や，本来，知的能力があるのに言葉ができないというだけで特別支援学校や学級に行かされている子どもたちである。こうした場合，保護者が学校と連携しなければならないはずであるが，保護者が日本語力不十分のために，学校と連携を取って子どもたちを支援することができない。

　④　見立てと診断

　ここでは8年間に，多文化外来を初診したラテンアメリカ人患者584名の症例を参照しながら，ラテンアメリカ人の見立てと診断について話を進めたい。診断結果は以下の通りである。

　統合失調症は48名（8.2％）で，やや女性に多くみられている。ここには，

急性精神病状態も入れられている。患者の中にはすでに母国で，統合失調症の診断がついていて，日本で継続的に治療を引き継いだものも含まれている。

気分障害は261人（44.7%）にみられ，全初診患者の半数近くを占めている。気分障害についてはもともと女性の方が多いといわれているが，女性は261人中の約7割を占めている。その理由として考えられるのは，女性のほうが男性に比較して，気軽に精神科医療機関を利用すること，女性は男性と比較し，家庭や子どものことについて悩むことが多いこと，また，特に子どもについての悩みが契機で発症した気分障害では，日本語が不自由であるという理由から，相談できる場所がほとんどなく，来院している場合が多いことである。外国人の気分障害で幻覚妄想を伴う患者は，統合失調症に誤診されやすいといわれているので，見立てと診断に注意が必要である。

不安障害が85人（14.6%）に見られている。やはり女性に多く，パニック障害が最も多くみられる。また適応障害も99人（17.0%）と多く，やはり女性に多い。発症の誘因としては，両者ともに，家庭や職場における持続的葛藤等が想定される。その他，身体表現性障害，解離性障害，パーソナリティ障害などがみられる。一般的に，移民や外国人労働者には，しびれ感，息苦しさ，頭痛，吐き気等の身体的症状を伴っている場合が多いといわれているが，ラテンアメリカ人の場合も同様である。

また，発達障害は50人（8.6%）で特に男性に多い。これらの患者は，ほとんどが日本生まれあるいは幼少時に来日した第二世代の子どもたちで，今日，教育現場で最も問題になっている。発達障害の診断，特に自閉症スペクトラム障害では，言語の問題が絡んでいるので，学校や対人関係で起こっている問題が，単に言語習得レベルの問題なのか，発達障害が関係しているのか判断することは極めて困難である。

⑤ 治療の同意と契約

初診の外国人の場合には，インフォームド・コンセントが重要である。日本人の場合だと，患者は診断や治療方法を全面的に医師に委ねてしまう傾向にあるが，ラテンアメリカ人の場合は，初診時に分かった範囲で状態像，診断名，薬物療法（効用と副作用）や精神療法の必要性，治療の回数，治療期間等を説明しておかなければならない。特に外国人の場合は，日本での治療目標をどこにおくかを明確に示す必要がある。来日後，精神疾患を患った場合には，日本で生活をしながら治療を受けることを希望するものが多いが，母国に戻って治

療した方がいい場合もあるのでそれも選択肢に入れておく。また外国人の精神障害者であっても，自立支援医療費の使用についての説明を怠ってはならない。

外来が予約制の場合であっても，外国人は日本人と違って時間を守らないことが多い。特にラテンアメリカ人には，日本人のように約束や時間を几帳面に守る習慣はない。彼らにとっては，その時点のより重要なことが最優先され，以前の約束が反故にされることはままあるので，治療者側もそのつもりで対応する必要がある。価値観が異なっているとはいえ，治療者患者関係は，常に契約の上に成り立っていることを念頭においておくべきである。

3) ラテンアメリカ人患者の精神医学的面接で気をつけること

第一に，彼らは日本での滞在期間が長いからといって，必ずしも日本語を喋れるとは限らない。スペイン語圏の人たちはスペイン語を英語と同じように世界語と考えている人が多いので，日本語を習おうとする傾向になかった。しかし，リーマンショック以降，職場が激減したため，企業も日本語のできる外国人を優先的に採用する傾向にあるため，日本語を勉強する日系ラテンアメリカ人が増加している。

第二に，治療者と患者は文化社会的に背景が異なっているため，相互の会話において分り合えているように見えても，内面的な理解には限界があることを常に心がけている必要がある。

第三に，経済的問題を考慮する必要がある。日本での滞在資格を持っていても，国民健康保険の支払いが高額だからと保険に未加入の場合もある。その場合は，自費診療となり，高額な支払いとなるので注意が必要である。また，遠距離から通院している場合には交通費も考慮しなければならない。

第四に，前述したが，診断や治療にあたり，患者の文化，社会，民族的背景を知っておくとともに，常に彼らはマイノリティーの社会に属していることを考慮しておく必要がある。

第五に，法的な問題で，不法滞在や資格外就労が入国管理局に知られるのを怖れている場合があるので，プライバシーには細心の注意が必要である。

チャート4　よくみられる支援例

ラテンアメリカ出身の34歳，女性。主訴は「気分が沈む，悲しい，何もし

たくない，いない方が良い，頭痛，吐気，めまい，震え，仕事仲間が自分の悪口を言う」である。日系ラテンアメリカ人と結婚し，26歳で来日。来日してから，パニック発作的な症状は3回あったが，自分でコントロールできていた。工場で働いているが，仕事環境がとても悪く，特に上司に厳しく注意されるので，いろいろな症状が出るようになった。2週間前から上記の症状が強くなり自らの受診に至っている。

　診察を始めると，実はすでに母国にいた時にうつ病を患っていて，治療を受けていたことが判明した。しかし母国で服用していた抗うつ薬は日本では発売されていないため，類似の抗うつ薬を処方して様子を見ることにした。

　2週間後に，40％良くなったが，その後落ち込みやパニック発作があり，心臓発作かと思ったという。手の震え，手足の震えもあった。頭痛，胃痛，イライラ，意欲低下，物忘れが持続しているため，抗うつ薬を増量した。同僚に退職するよう勧められた。「殺されないように隠れている」と被害念慮も訴える。休職の診断書を書き，自立支援医療を受けるようアドバイスをした。

　1カ月経って，パニック発作が起こらないが，気力がない感じ，何もやる気がない，存在価値のない人間で，夫の邪魔者だと思うと訴えた。2カ月後には，夫が病気について理解してくれない。8歳の娘も自分に向って暴言を吐く。友人も助けてくれない。今週，仕事を探しに行ったが，日本語ができないから仕事が見つからなかったと語る。

　3カ月すると，すこし良くなった気がする。でも，12～14時間眠る。落ち込みはないという。4カ月後には，夫も協力してくれるようになりずいぶん楽になったという。5カ月後からはパートであるが工場に勤め始め継続して働けるようになっている。現在も1カ月半に1度程度通院して，精神的には安定している。

　この事例は，すでに母国にいた時にうつ病の既往歴があったが，来日後は通院していなかった。在日8年であるが，日本語は日常会話がやっとで読み書きはできなかった。発症には職場の上司との葛藤の関与が考えられた。抗うつ薬が効いてきたことと家族の協力が得られたことが軽快につながったと考えられる。通院時には前もって通訳者と15～20分くらい打ち合わせをしてもらった。通訳者の協力も効果的であった。遠方からの通院で，片道1時間半程度かかったが自立支援医療を利用したため，医療費は低く抑えられた。

文　献

阿部裕, 石塚昌保（2011）日系外国人労働者への対応の注意点. 精神科 18(1), 190-196.
阿部裕（2013）ラテンアメリカ人の精神科的診断と治療. 精神神経学誌, SS152-158.
阿部裕（2015）実践医療通訳（村松紀子, 連利博, 阿部裕編）. 松柏社.

4 国際結婚では

石井 千賀子・辻井 弘美

チャート1　国際結婚とは

● 日本における国際結婚の現状の概要

　「国際結婚」は，国籍が異なる二者の結婚を指し，国籍，人種，民族，宗教等が異なる者同士の結婚形態である「インターマリッジ（intermarriage）」の一つである（鈴木，2000）。米国のように，国籍が同じであっても，人種，民族，宗教等のさまざまな違いが認知されている国もあるが，日本ではこれらの違いが国籍の違いとして，まとめて認識されている（Murphy-Shigematsu, 2001）。しかし，日本においても，国際結婚の夫婦や家族について考えるときは，国籍の違いだけでない多様な側面への理解や配慮が求められる。本稿では，国際結婚の夫婦と家族のこころの支援について，家族療法の視点から述べる。

● 日本の国際結婚の現状

　わが国の全結婚数に占める国際結婚の割合は，1965年の0.44％から2006年の6.5％まで上昇を続け，2007年以降徐々に下降し2013年には3.36％となっている。(厚生労働省人口動態統計，2013) 1965年には，国際結婚をした日本人のうち，女性が男性の約3倍であったが，1975年から男性が女性を上回り，2005年には男性が4倍以上となっている。相手の国籍が，中国，フィリピン，韓国・朝鮮，タイでは，夫が日本人である数が，妻が日本人である数を大きく上回り，米国，英国では，妻が日本人の数が，夫が日本人の数を上回っている。近年の国際結婚の数の増加には，アジア諸国の女性と日本人男性の結婚数の増大が寄与している。

こうした現象について曲（2009）は，在日外国人の増加，日本の過疎地での農業や小規模自営業，中小企業に従事する男性の結婚難，アジアの発展途上国の女性からみた日本の経済生活の豊かさを背景要因としてあげている。アジア諸国の女性は，結婚による経済的立場の向上を期待して日本人男性と結婚し，高学歴の日本人女性は，自身のキャリアや妻や母としてのステータスの向上を望んで欧米人と結婚することから，日本人男性とアジア諸国の女性の結婚，日本人女性と欧米人との結婚が増加している（Htwe, 2012）。なお，東日本大震災以降，東北に嫁ぐアジアの花嫁は減少傾向にあるが，これには日本の経済発展の伸び悩みや，伝統的家族形態への適応の難しさが伝わるなどの要因も関係している可能性がある（五十嵐，2013）。このように，日本の国際結婚にはさまざまな社会情勢の変化による影響が見られる。

国際結婚の増加につれて離婚件数も増加している。厚生労働省の統計によれば，2008年から2012年の各年の結婚件数と離婚件数を比較すると，夫が日本人で妻が外国人の場合が最も離婚の比率が高く，次いで妻が日本人で夫が外国人の場合，日本人同士の場合と続く。国際結婚に離婚の比率が高い要因についてのまとまった報告はないが，国際結婚特有の困難が関わっていることは想像に難くない。

● **国際結婚への支援の現状**

国際結婚の増加に伴う政策や制度は整備途上であるが（曲，2010），さまざまな非営利団体により，地域での外国人への言葉の支援や生活や法律に関する相談，ネットワークの提供などが行われている。都心を中心に，諸外国語での無料電話相談や，英語での有料の対面カウンセリングが利用できる相談機関がある。支援者には，言語面の能力だけでなく，それぞれの文化に理解を示しつつ適切に働きかける多文化対応能力（カルチュラルコンピテンス）（田村・渋沢，2013）が求められるが，そうした訓練や研修を受けられる機会は限られている。また，夫婦間の問題については，日本人同士の夫婦でも，不和による離婚，夫婦間暴力，セックスレス，浮気などの現代的な問題をかかえて夫婦カウンセリングを求めることが増え，そのニーズに応じる熟練したセラピストの数は十分ではない（中村，2013）。国籍や文化の違いのある国際結婚の場合，夫婦間の問題も複雑となり，対応できる支援者は未だ少ないのではないかと思われる。

チャート2　知ってほしいこと

● 国際結婚に想定される課題と解決の糸口

　日本人とアメリカ人の国際結婚に関する研究によれば，夫婦間の結婚満足度には国籍による結婚への期待の違いが影響する（柏木と平木，2009）。また，出身国が同じであっても，人種，民族，ジェンダー，性的指向，社会階級，宗教などによる文化が，夫婦関係や結婚・離婚への価値観を含む家族生活に大きく影響する（田村・渋沢，2013）。夫婦の間の類似点よりも相違点が強調され，力関係のバランスが崩れると，夫婦の間で「AかBかどちらか」という二項対立の状態が緊張状態や断絶を招くことがある（Hardyら，2002）。国際結婚をしている外国人が困りごとについて話す時，個人としての課題の背景に，夫婦間や家族の課題が存在している場合がある。来談者の緊張感と家族の課題の両方に目を向けることが，国際結婚の支援で望まれる。来談者が訴える一見相容れないAとBの二つの事柄について，「AもBもあり」という視点を支援者が持つことにより解決の糸口が見えやすくなることがある（Boss, 2006/2015）。来談した外国人個人への伝統的な援助では問題が解決しない場合に夫婦や家族関係に働きかける，家族療法の基本を用いたアプローチを紹介する。

チャート3　ではどうアプローチするのか

● ジェノグラムを用いる方法

　ここでは外国人を支援する際に，その個人の家族や文化的な背景を考慮にいれてアプローチする方法の1つとしてジェノグラムについて述べる（図1）。

　ジェノグラムとは家系図とほぼ同じであるが，三世代以上の家族メンバーとその人間関係を盛り込んだ世代間関係図である。国際結婚の家族についての理解を深めるためのジェノグラムでは，それぞれの名前，年齢，住んでいる地方，社会的立場・職業，身体的・社会的特徴（肌や髪の色，呼び名等），転居，同居，生活の変化，よく言われていた言葉（例えば「長男の嫁だから」），家族内での期待される役割，家族のルール（例えば「人前では感情を露わにしない」）などを書き込んでいく。また，家族成員同士の関係を表す線を用いて特徴ある家族関係を理解することができる。それぞれの母語，家族の中で用いられている言語，原家族がどこに住み，どの程度の関わりを保っているか，どちらの原

4　国際結婚では　93

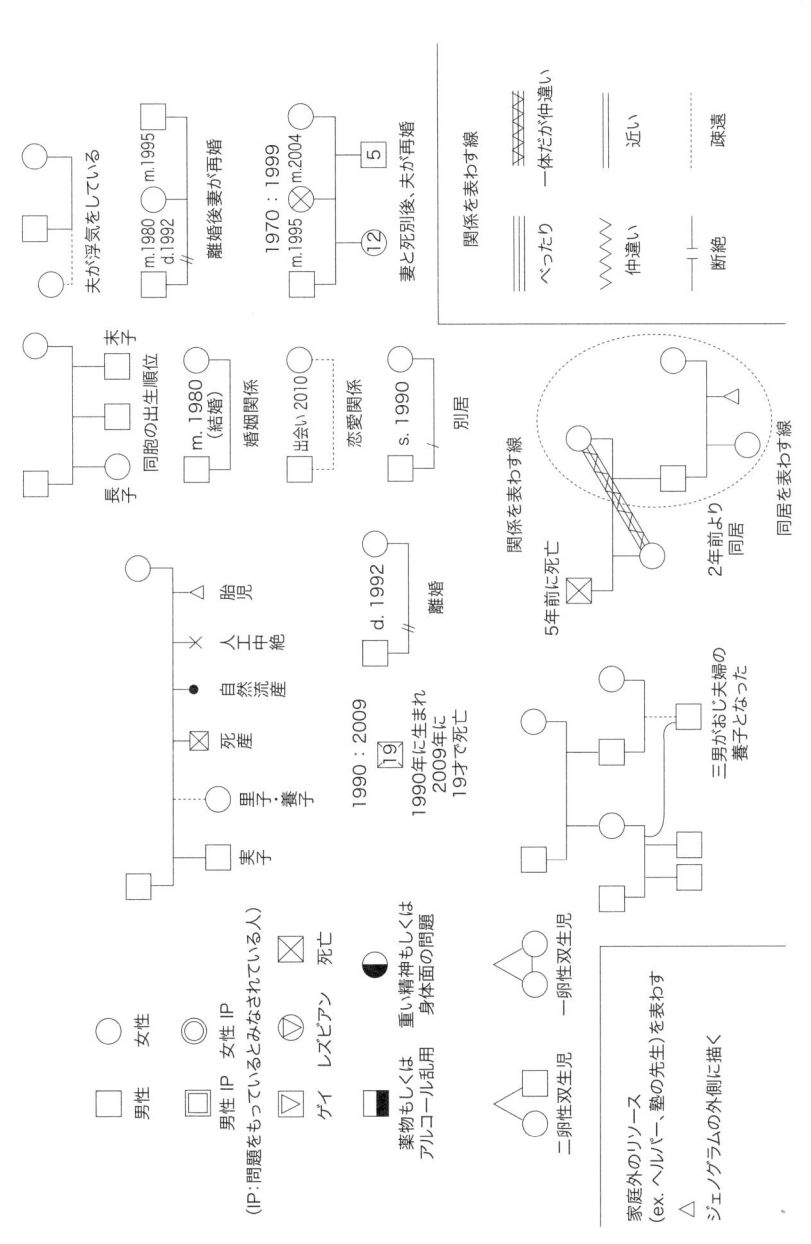

図1　ジェノグラムの描き方

家族に近く，どういう文化的慣例行事を行っているかなどの情報も書き入れると，家族の価値観や問題への対処の仕方などが浮き彫りにされ，来談者が直面している問題との関連がうかがわれる。また，問題に隠れて見えにくくなっている家族の強さがジェノグラム上に見えてくると，解決にむけての糸口となりうる。

● ジェノグラムの実践例

■ 事例1

20代の女性Aが最近気持ちが落ち込むことが多いと相談に来た。支援者が，「ご家族についてうかがうことで，あなたの悩みをよりよく理解できることが多いので是非聞かせてください」と説明し，ジェノグラムを描きながら家族について聞いた。2年前に韓国から嫁いできた当時は兄嫁に助けてもらっていたが，その兄嫁との関係が悪くなり，自分はなにも変わらないのにどうしてか分からないと言う。家族の生活の変化について聞いていくと，Aの義兄が急死した後から特に悪くなってきたという。当時のことを聞くと義兄の葬儀ではAはとても悲しく大声で泣きながらも兄嫁を手伝っていたが，夫の親族は誰も悲しそうな様子を見せないでいたのが理解できなかったという。日本と韓国の悲嘆の表現法の違いが，互いに納得がいかなかったようである。泣くことで哀悼の意を表す韓国の文化と，人前では感情を表さない日本の文化のどちらが正しいかという考え方ではなく，その違いを家族が互いに認め合っていくように支援していくという一つの方向性が見えてきた。

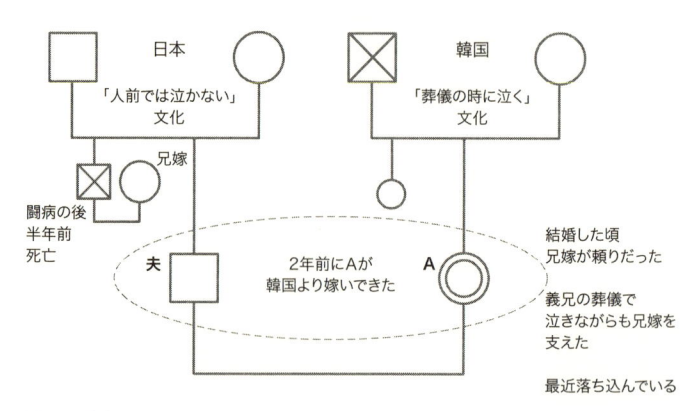

図2 事例1

チャート4　相談事例

● 家族療法による支援につなげるとよりよいと考えられる実践例
　■ 事例2

　小学校1年生の女児Bが登校をしぶったり，押し黙る傾向があることについて，母親Cが地域の公的機関の相談窓口を訪ねた。母親によれば，女児は学校では特に目立った問題はなく，特に障害があるとは思えないと先生から言われている。家族についてジェノグラムを用いて母親から話しを聞くと，次のことが明らかとなった。

　母親Cはフィリピン人であり，前夫（フィリピン人）との子どもである女児Bを連れて4年前に来日し，現在の夫D（日本人）と再婚して3歳の男児Eをもうけ，現在は4人で生活している。家族は日本語を使って会話している。母親Cは来日してからフィリピンの両親とは連絡を絶っている。女児Bは学校では日本人名を用いているが，母親は女児をフィリピンの名前で呼び，祖母Fからは日本人名で呼ばれ，父親Dは女児の名前を呼ばないことがわかった。祖母Fは男児Eが生まれてから，「日本人の子育てを母親Cが知らない」ことを理由に男児Eをわが子のように育て溺愛している。父母はお金の使い方や人付き合いの仕方などについて口論が絶えない。最近は父親Dと男児Eと祖母Fが三人で外食や旅行に出かけ，母親Cと女児Bが家に残されることがある。

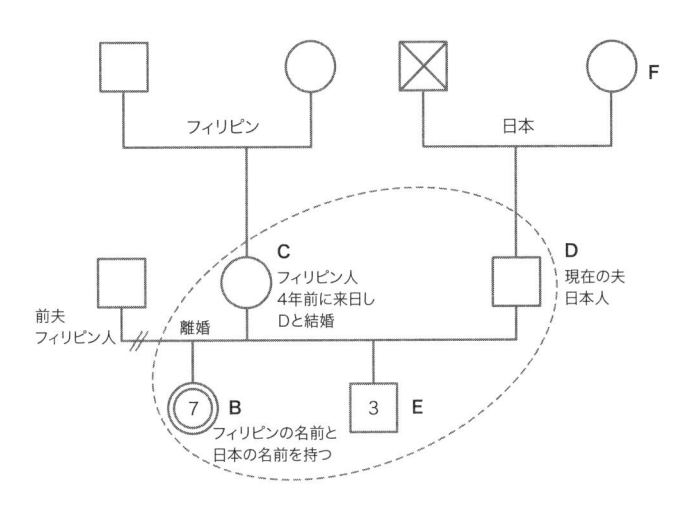

図3　事例2

この事例のジェノグラムから，国際結婚でステップ・ファミリーを築いている両親間や，祖母を含む三世代の家族間の関係や状況が女児Bに影響を及ぼしていることがうかがわれた。この事例のように，子どもの不適応などの主訴の背景に国際結婚の困難がある場合，家族療法のアプローチによる支援が役立つと思われる。ジェノグラムでは，夫婦や家族成員が担っている文化や歴史に目を向け，家族が課題と取り組んできた努力や強さを把握することが重要である。事例では，母親Cは母国の家族と離れて日本に暮らす中で，女児Bが日本の生活に適応するのを支えてきており，祖母Fも孫の育児を手助けし，家族4人の生活がこれまで保たれてきた強さがうかがわれる。このような家族に家族支援を勧める際には，「家族や家族成員の誰かに問題や原因がある」といった誤解が生じないように留意する。家族がこれまで行ってきた努力をねぎらい，家族が互いの違いを認め合えるように支援しながら，「家族は問題に対処する力を持っている」というまなざしを持つことが支援者に求められる。

チャート5　家族支援を勧めるコツ

　国際結婚をしている外国人が，個人的な問題について相談の窓口に訪れる際は，「ご相談の趣旨はよく分かりました。ところで，ご家族との関係についても伺ってよろしいでしょうか？」と聞いてみることも一案である。事例1のように夫婦や家族関係の課題が背景にあるらしいと分かったら，家族療法のアプローチによる支援を勧める。国際結婚夫婦の課題が，事例2のように子ども個人の問題として生じている場合も同様である。支援者が，ジェノグラムを取ることは一般的でないかもしれないが，家族の様子を聞きながら図示していくと，対立・緊張関係にある人だけでなく，主訴に関わるさまざまな要因が家族に影響していることに気づく。

　支援者は，どちらかの文化に批判的になったり，逆に同情したりするのではなく，それぞれの違いを認めて双方に肩入れする姿勢が求められる（中釜，2008）。支援者が中立的な立場をとり家族や文化的背景全体を視野にいれることにより，来談者が現状のよいところに目を向けて現実的な変化を重ねて歩めるよう，支えることができる。このように，来談者や家族の持つ強さを認めて現状に小さな変化を作り出す視点が，家族支援をすすめるコツである。

　家族療法のアプローチを用いて外国人に支援できる機関は限られているが，

以下に資料をあげる。夫婦や家族関係の問題が大きい場合は，支援者の言語が日本語であっても，家族療法を専門に行うセラピストのいる機関を利用することを検討するのもよいだろう。

国際結婚家族の問題を電話で相談できる機関
東京都外国人相談（Tokyo Metropolitan Government Foreign Residents' Advisory Center）03-5320-7744（日本語・英語），03-5320-7766（中国語），03-5320-7700（韓国語）
家族問題情報センター（Family Problem Information Center）（03-3971-3741）電話相談の他，カウンセリングが可能な場合もある
カパティラン：03-3432-3055（タガログ語）
横浜いのちの電話：0120-66-2477（スペイン語）
横浜いのちの電話：0120-66-2488（ポルトガル語）
浜松いのちの電話：053-474-0333（ポルトガル語）

国際結婚夫婦・家族に家族療法家を紹介するための探し方
日本語，英語，日英両国語，その他の言語による有料のカウンセラーの情報を得て家族療法・夫婦療法家を探すことができる。
TELLカウンセリング（TELL Counseling）電話 03-4550-1146（英語）03-4550-1147（日本語）ウェブサイト www.telljp.com
International Mental Health Professionals Japan（IMHPJ）ウェブサイト www.imhpj.org

文 献
Boss P（2006）（中島聡美，石井千賀子監訳：あいまいな喪失とトラウマからの回復：家族とコミュニティのレジリエンス．誠信書房，2015.）
Hardy KV, Laszloffy TA（2002）Couple Therapy Using a Multicultural Perspective. in Gurman AS & Jacobson NS(eds.) Clinical Handbook of Couple Therapy, Third Edition. The Guildford Press.
Hoyt M（2002）Solution-Focused Couple Therapy. in Gurman AS & Jacobson NS(eds.) Clinical Handbook of Couple Therapy, Third Edition. The Guildford Press.
Htwe TT（2012）Intermarried Couples and Divorces in Japan—Resolution of Child-related Disputes after Divorce. 現代社会文化研究 53, 37-60.
五十嵐善雄（2013）国際結婚．日本家族研究・家族療法学会編：家族療法テキストブック．金剛出版，p.323.
石井千賀子，加藤麻由美（2012）ミドルエイジの問題：家族療法の視点から．キリスト新聞社.
柏木惠子，平木典子（2009）家族の心はいま——研究と臨床の対話から．東京大学出版

会.

曲暁艶（2009）国際結婚に関する研究動向と展望．東京大学大学院教育学研究科紀要 49, 265-275.

Murphy-Shigematsu S（2001）Multiethnic Lives and Monoethnic Myths: American-Japanese Amerasians in Japan. in Teresa K Williams Leon and Cynthia L Nakashima (eds.) The Sum of Our Parts: Mixed Heritage Asian Americans. Temple University Press. p.207.

中釜洋子（2008）家族のための心理援助．金剛出版．

中村伸一（2013）夫婦関係の問題．日本家族研究・家族療法学会編：家族療法テキストブック．金剛出版，p.289-294.

田村毅，渋沢田鶴子（2013）文化．日本家族研究・家族療法学会編：家族療法テキストブック．金剛出版，p.76-78.

Tokyo English Life Line（2003）在日外国人女性による電話相談の実情調査 委託調査報告書．Retrieved from http://www.awf.or.jp/pdf/0154.pdf

平成26年度 厚生労働省人口動態統計 http://www.mhlw.go.jp/toukei/saikin/hw/jinkou/suii04/index.html

鈴木一代（2000）国際結婚と日本人．詫摩武俊編：性格の変容と文化．ブレーン出版，pp.229-242.

5 中国語精神科専門外来では

檀 瑠影・常岡 俊昭・稲本 淳子・加藤 進昌

チャート1 はじめに

　国際化の時代を迎えてわが国でも外国人が活躍する場面が増加してきた。その中でも最も多いのが中国の人たちである。在日中国人は現在60万人を越え，特に首都圏には40万人が住んでいるといわれている。言葉の違う外国での生活や仕事はただでさえストレスが多く，なかでも疾病に罹患した時の心細さは想像以上のものがある。身体疾患の場合は，たとえ言語が違っても医療機器のおかげで，かなりの精度まで診断し，治療に結びつけることが可能である。しかし5年，10年，20年以上と日本に移住していて，かなり流暢に日本語を喋る人であっても，こころの内面を語ろうとすると母語でないと難しく，特に精神疾患に罹患した場合は，たとえ健常時にかなりの日本語能力があっても，極端に日本語能力が（場合によっては母語能力も）低下することが知られている。日本人医師に対して，言葉の問題だけでなく，こころの奥深い屈託を打ち明けることはできない場合が多いと思われる。

　昭和大学附属烏山病院では，このような悩みを抱える在日中国人のために，中国語専門外来を2010年4月にオープンした。特別の宣伝はしていないが，ホームページに，中国出身で，中国の医師免許と日本の医師免許をあわせ持つ精神科医師が診察を担当していることを掲載して，すでにおよそ5年を経過した。日本には同種のモデルがほとんどなかったので，医師，臨床心理士，PSW，医療事務はどうやって対応すればいいか，健康保険を持たない人にはどう対応すればいいのか，受付の対応をどうすればいいのか，日本国内に親戚や友人がいない場合の入院応需は可能か，患者が入院中はどうやって対応すれ

ばいいのかなど，課題は山積していた．中国語専門外来の開始時点ではわからないことが多かったが，とりあえず中国語の問診票を外来において，診療を開始した．

チャート2　患者の受診までのルート

烏山病院では受診の問い合わせや入院調整のために，看護師，精神保健福祉士，事務職員計4名からなるメディカルサポートセンターを設置している．中国語専門外来の初診は，センターが電話またはファクスで予約を受けることが一般的である．役所または保健所などの相談機関のスタッフから電話をいただき，予約につながるのがケースの約7割である．約3割のケースは，ネットまたは中国出身者同士のネットワークを通して予約する．不十分な日本語でうまく伝達できず，台湾出身の病院医療事務職員に助けてもらうケースが多い（メディカルサポートセンターのスタッフに中国語ができる者は一人もいない）．電話相談と問い合わせの件数は平均年間40件，中で初診につながったのは6割ぐらいで，後の4割では中国語の心理検査とカウンセリングができるかどうか，入院先の病院からの転院受け入れは可能かなどの問合せで，当院初診にはつながらなかった．当院には中国語のできる心理士がいない，中国語外来担当医が2013年4月から常勤勤務から非常勤になり入院対応が困難になるなどの事情もあった．また初診予約せず，直接に来院するケースも少なくなかった．

通院につながった経路の内訳を表1に示す．一番多いのは相談機関であった．相談機関としては，保健所，市区町村の外国人相談窓口，大学保健センター，国際交流協会，日本語学校，中国大使館などであった．2番目はホームページ経由の受診であった．開設当初から立ち上げた中国語のホームページを見て中国語外来を来院したのは，若い年齢層がほとんどであった．知人友人，親戚の紹介の中には予約せず直接に来院するケースもあり，時には家族連れで全員が

表1　紹介経路による通院状況

	人数	通院継続	通院中断	通院率
行政・医療機関による紹介	70	60	10	85%
ネット，知人による紹介	43	12	31	28%
総計	113	72	41	64%

突然に来院して全員受診するという事例もあった。

チャート3　受診する患者の特徴

2010年4月1日より2014年3月31日までの4年間で中国語外来を初診した患者数は113名であったが，初診から3カ月以上通院している患者は72名であった。中国で生まれ育った中国国籍を持つ人が半分ぐらいで，残留孤児で日本国籍をもつが日本語を話せない人も受診している。初診患者について年齢，在日期間，在留資格（本人申告による），経済状況，学歴，地域紹介の有無，通院状況などを調べた。表2にこの4年間の初診人数と通院状況を示す。

表2　2010年4月～2014年3月中国語専門外来初診通院現況

	人　数	通院継続	通院中断	通院率
男　性	39	19	20	48%
女　性	74	53	21	72%
総　計	113	72	41	63%

（3カ月以上通院継続しているケースのみ）

表3　通院に関する諸要因

	年齢層		学　歴		在留資格		経済状況	
	30歳未満	30歳以上	高卒以下	高卒以上	短期・留学	日本人配偶者永住・帰化	不安定・低い	安定
通院継続	11	61	18	54	4	68	6	66
通院中断	21	20	18	23	24	20	27	14
総　計	32	81	36	77	28	85	33	80
通院率	33%	75%	50%	70%	15%	80%	22%	83%

表4　経済状況調査

	人　数	通院継続	通院中断	通院率
生活保護受給者	45	43	2	95%
一般収入	35	23	12	65%
総　計	80	66	14	82%

チャート4　受診患者の背景など

初診から3カ月以上通院していた患者72名の年齢，学歴，在留資格，経済状況などを表3に示した。経済状況の安定，定住者・永住者または帰化者，30歳以上および高学歴の患者の通院率が高かった。

表4は経済状況が安定している患者80名の内訳を示したものであり，生活保護受給を受けている患者が半分以上を占めた。一般収入者より生活保護受給者の通院率は高く，ほぼ90％以上を維持していた。相談機関を経て来院した患者では，その後の通院率はネットなどの情報で来院するケースより高かった。

チャート5　初診患者の診断

図1に示したように約5割は精神病圏（統合失調症が主）であり，気分障害・神経症圏は少なかった。一般に外国人にとっては，あらゆる場所や対人関係に異文化ストレスが存在し，より葛藤を起こしやすい状態にさらされて，神経症性障害はもっと多いのではないかと当初想像したが，受診に至るケースでは精神病圏の患者が多く，意外であった。おそらく他の医療機関で対応ができないケースが当院に紹介されたのではないかと考えられる。また，神経症圏の

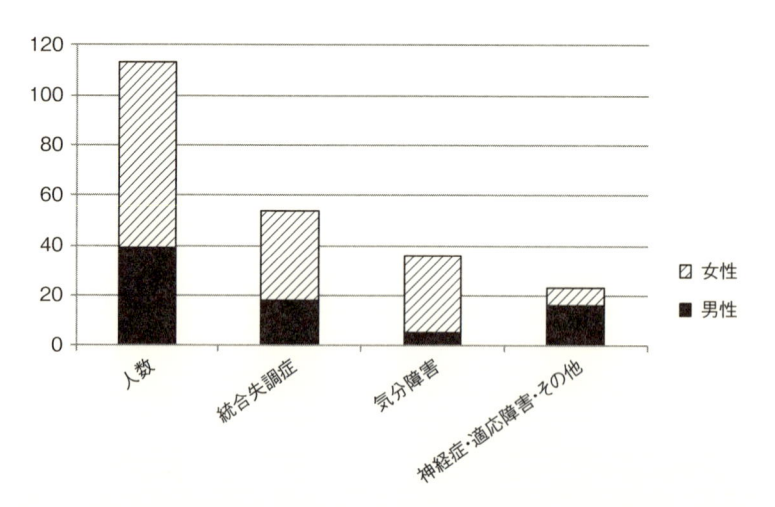

図1 2010年4月～2014年3月中国語専門外来初診患者の診断病名（ICD-10に基づいたもの）

潜在的患者層は同国人のネットワークの中での相談機能によって対応されている，日本の医療機関にためらいがあり，症状があっても受診していない可能性も考えられる。

チャート6　事例

以下に，特徴的な症例を紹介する。その記載は，経緯の理解を阻害しない範囲で改変している。

● 事例1　行政関与によって悪化する直前に入院となった症例
39歳，女性，診断：統合失調症
■生活歴
中国A省で同胞3名中第2子長女として出生。小学校卒業後農業などの仕事で働いた。19歳で結婚し，2子をもうけた。母が日本人残留孤児であったため，X－9年に一家で来日し，夫は料理人で本人は清掃のパートをして生計をたてていた。日本語は不自由であるが，日本永住権を得ていた。
■現病歴
X－3年，「隣人に悪口を言われている」「噂をされている」という被害妄想が出現した。X－2年4月頃マンション下の階から声が聞こえると言う幻聴と「盗聴器が仕掛けられる」と言う被害妄想によりコンセントを分解する異常行動を認めるようになった。X－1年12月「1階の料理屋の店長が悪口を言っている」と言って料理屋に入り，大声をあげながら椅子を振り回し，止めようとする店長の腕にかみつき，110番通報され，当院に措置入院となった。薬物療法にて精神症状は次第に安定していったが，病識は欠如していた。また不況で夫の収入は不安定で，家庭生活を維持するだけでも難しい状態であったため，退院後の継続通院加療は経済的にも極めて困難であった。そこで継続医療を受けるために，生活保護を申請・受理され，X年7月に退院となった。退院後3回ほど通院したが，怠薬しはじめ，徐々に不眠，情動不安定となり，夫に暴力を振るうようになった。夫が当院外来に来院し，当院の精神保健福祉士の協力を得て，地域保健所と福祉担当者に相談したところ，福祉担当者の同伴にてX年10月2回目の入院となった。薬物療法にて急速に改善しX年12月退院となった。退院時に怠薬を予防するためにデポ剤を導入し，現在も治療継続中であ

る。

● 事例2　母国語で診察を行い，正確な診断に至った症例
49歳，女性，診断：統合失調症
■ 生活歴
中国B省で同胞4名中次女第二子として出生。高卒後地元で事務職として働いた。25歳結婚。26歳1子をもうけた。母が日本人残留孤児であったため，X-11年家族全体で来日。X-6年前離婚し，3年前から生活保護を受けていた。一人暮らし。日常的な日本語は不自由なし。日本国籍取得。

■ 現業歴
X-6年離婚後不安，不眠を訴えるようになった。X-4年数人の男性が「背負う，背負う」と聞こえ，いつも背中に誰かを背負っている，自分の考えが周囲に伝わるなど幻覚妄想・思考伝播などを訴えるようになった。X-1年携帯電話の内容が盗聴されると言って，携帯電話を解体する奇異行動がみられた。X年4月市販の睡眠剤を大量に内服しA大学に救急搬送された。A大学の精神科医師の診察を受けたところ「不安，不安で眠れない」「死にたくなる」と日本語で表現し，気分障害として抗うつ剤などの薬物療法を受けた。X年6月パジャマを着たまま外出し，外出先でけいれん発作を起こしA大学に二度目の救急搬送となった。今まで「不安，死ぬ」としか自らの精神状態を表現できなかったため，A大学病院の医師からX年6月当院を紹介され受診し，母国語の診察で初めて統合失調症と診断され，現在も治療継続中である。

● 事例3　母国語で診察を行い，長期入院のまま退院拒否していた患者を退院促進につなげることができた症例
51歳，男性，診断：統合失調症
■ 生活歴
中国C省で同胞4名第2子長男として出生。高卒後地元の工場で5年ぐらい働いた。母が日本人残留孤児であったため，X-28年一家で来日。未婚，無職。当初生活保護をうけながら，一人暮らしと東京都内のいくつかの精神科病院入院を繰り返していた。X-10年B精神科病院に入院が続くため，アパートを引き払い，住所がB病院となっていた。日常的な日本語も不自由。日本国籍取得。

■ 現業歴

中学生頃から不眠があった。20歳頃より「胸が苦しい」、「体中に誰かが入っている」という訴えが出現し、中国の精神科病院に2回入院した既往がある。X−28年来日後東京のC病院を受診し、3回入院を繰り返した。X−10年都内B精神科病院に入院し、幻覚妄想は治療にてすぐ消失したが、陰性症状が主症状であり、長期の入院生活が続いていた。病状が安定し、日常生活は一人でできるようになったため、退院を勧められた。しかし「入院は幸福だ」と退院を拒否し続いた。東京都S区生活保護の退院促進事業として精神保健福祉士がX−2年前から介入し、2年以上支援を続けていたが、本人は退院への意欲を示さなかった。X年1月当院に紹介入院となった。入院後訴えもなく、病棟の生活を問題なく過ごせているため、本人を母語で診察し退院を勧めた。最初「病院の生活はいい」と拒否していたが、診察の回数を重ねてところ、徐々に「退院後一人暮らしは寂しい」「ゴミ出しができない、料理ができない」などと本音を話し始めた。退院後の困難を軽減するために退院後デイケアに導入し、中国語を話せる訪問ヘルパーを探し、外来は中国語専門外来に通院するようにして本人を安心させ、X年3月に当院を退院した。退院後、2年経つが、一人暮らしをしており、安定してくらしている。

● 事例4　通訳を通した診察では病識が得られず断薬で措置入院を繰り返した患者が通院している症例

48歳、女性、診断：統合失調症

■ 生活歴

中国D省で同胞3名中第3子の次女として出生。兄に精神科病院入院の既往歴があるが、詳細不明。高卒後銀行に勤め、25歳結婚。挙児一人。X−15年に調理師の夫と一家で来日。工場でパートとして働いた。日本語は不自由であるが、日本永住権を得ていた。X−4年夫と死別、単身生活となり、生活保護を受けるようになった。

■ 現病歴

X−9年、幻覚被害妄想が出現して、中国に帰国して、治療を受けた（詳細は不明）。その後再び来日し、中国の病院から薬を送ってもらい服用していたが、服用は不規則であった。X−6年より病状が増悪し、幻聴や器物破損などが出現した。近所の家の自動車のフロントガラスを破損し23条通報によりD

病院に措置入院となった。幻覚妄想著しく，病棟の他患に突然なぐりかかるなどの衝動行為を認め，mECT（修正型電気けいれん療法）が施行され，興奮は徐々に改善し，通訳を通して病気について教育を行ったが，退院後の通院と内服は不規則であった。X－4年夫が癌で他界し，内服を管理する人がいなくなった。通院中断後病状が悪化し，X－4年2回目の措置入院（E病院）となった。退院後は通院をすぐ中断した。X年3回目（F病院）の措置入院となり，F病院は通訳の職員を設置していたため，電話での通訳を交えて主治医の診察を受けていたが，「苦しいといったのにそれが伝わらず，もう喋らない」と怒って電話を切って診察室を出たことがあった。言語の壁によるコミュニケーション不全にて，病状が不穏の要素になったのではないかと考えられ，X年8月に当院中国語専門外来を紹介受診した。措置入院を繰り返したため，本人は入院が怖いと話した。今後の入院を防ぐためには，内服が重要であることを再三説明したところ，「先生のことを信じている，薬を飲み続ける」と語って，現在治療継続中である。

● **結　果**

　以上をまとめると，地域の医療機関や福祉保健センターなどのサポートを受け通院，再入院をスムーズに行っている症例は多かった。昭和大学附属烏山病院の精神科中国専門外来は2015年9月まで継続していたが，2013年4月より担当医師が非常勤となったのに伴い，入院の受け入れができない状態となっていた。1回のみ初診に来て，その後の通院必要性が高い患者（たとえば，統合失調症，双極性気分障害）であるにもかかわらず，2回以後来院しなくなるケースも少なくない。中には，留学先の学校または職場が対応できないため，すぐ中国に送還されるケースもあった。

　全体の通院継続率は約60％である。通院患者の経済状況については，約7割の患者が生活保護を受けており，残り3割も安定した収入を得ていた。在留資格については日本国籍，永住者か日本人配偶者であるケースが多かった。当院中国語外来を知った機会としては，6割は相談機関などの紹介，残り4割はインターネットであった。相談機関に紹介された患者は通院率が高く，約9割と高率であった。自発的に受診した患者の学歴はほとんど大学卒以上であった。

チャート7　専門外来の問題点

　次に，専門外来の問題点について述べる。一つには，外国人が母語で診察してもらえることは外国人にとって嬉しいことではあるが，病院側の負担は高い。中国語ができるコメディカルスタッフ，中国語での受付などの体制を整えるべきであるが，大学病院では人件費の問題もあり，全部を揃えることは不可能であった。一般的に多文化外来を行うには医療通訳が必要であろうが，やはり実現できていない。

　二つ目として，日本国内に親戚・親がいない，友人がいない患者の入院ケースでは中国語が話せる精神保健福祉士がいないため，対応がきわめて困難になることがある。

　三つ目として，ほとんどの患者が健康保険証を持っているが，低収入であるため，3割負担の経済負担が大きく，通院中断する原因の一つになっている。自立支援医療制度を説明しても，役所での手続きの流れが理解できず，診断書を作成したが結局提出しなかったケースもあった。こういった側面についても，支援のシステムが必要である。

　4つ目として，中国語が話せる臨床心理士がいないため，予約の時点で心理検査の依頼を断ったり，初診した後も，心理検査が行えないために診断が滞るケースがあった。

● おわりに

　精神科中国語専門外来がオープンしてすでに約5年が経過するが，初診は月平均4人程度で，意外に少なかったという印象がある。理由として，宣伝の不十分さをあげられるが，より大きな理由としては経済的理由があげられる。保健所などの行政関与で受診に至った患者では通院率が高かったことから，安定した収入が高い通院率を維持できる重要な要因であると思われる。

　2020年のオリンピックに向けて，外国人渡航者の心のケアの問題は重要視されてくるのではないかと思われる。外国人のこころの問題を理解し，支援していくシステムを整備する必要がある。外国語を話せる医療スタッフの養成，外国出身者を日本の医療関係者として養成することはこれからの課題であるといえよう。

　最後に専門外来の利用について説明しておく。インターネットを利用できる

人であれば「中国語精神科外来」などのキーワードで検索して，受診までの流れを案内できる。しかし，通院継続率が高く維持できている生活保護受給群は中国残留孤児またはその二世の家族が多い。彼らの場合は小学校あるいは高校卒までの学歴が多く，日本語ができない一方，インターネットを使用できる人も少ない。もし，今後一般の精神科外来で該当する人に遭遇した場合，あるいはご家族や友人などで患者本人の精神状態がおかしいと気が付いたら，近くの保健所，役所，学校の保健センターなどの窓口でまず相談するように勧めて頂ければ当外来につながるのではないかと思われる。

(共著者：髙橋創・相澤美加・加納ゆかり・長谷川千種・三溝園子・石澤優佳・東田環)

パートⅣ
こころの支援者や団体を活用するコツ

1 国際交流協会と連携する

杉澤　経子

チャート1　国際交流協会とは

　全国の都道府県および政令指定都市には，総務省が「地域国際化協会」と認定した国際交流協会が設置されている。また，すべてではないが市町村レベルの基礎自治体にも国際化政策を推進するための団体が独自に置かれている。名称は，ほとんどが自治体名を冠にした「○○国際交流協会」であるが，例えば「ちば国際コンベンションビューロー」，「名古屋国際センター」，「国分寺市国際協会」などまちまちで統一はされていない。いずれにしても，これらの自治体が設置した団体が，いわゆる「国際交流協会」である。現在では，都道府県・政令指定都市に設置された全63の地域国際化協会のほか，基礎自治体にもおよそ300程度あると想定されるが正確な数字は把握されていない[注1]。

　国際交流協会の第1号は，神奈川県国際交流協会（現在の「かながわ国際交流財団」）で，1977年に創設された。その後，1989年に当時の自治省から民間レベルの国際交流を推進するため各自治体に中核的民間交流組織として「地域国際化協会」の設立が要請され，それを契機に全国に国際交流協会が設置されていった。

　国際交流協会の当初の役割は，市民を主体とした諸外国との交流の推進がメインであったが，その後，自治体による途上国を対象にした国際協力施策が展開されるようになると，1995年に自治省が「地域国際協力推進大綱」の策定を全国の広域自治体に通達したことで，国際交流協会においても国際協力の

注1）300程度は，筆者の所属組織で把握している数である。

取組みが行われるようになる。しかし，1990年に出入国管理及び難民認定法が改正され，製造業を主とする地域には「デカセギ」を目的とした日系南米人が急増し，同時に進行したグローバル化の波に乗ってその他の自治体でもニューカマー外国人が増加。90年代後半になると，外国人の定住化にともなって各地域では言葉や文化的差異による住民間や夫婦間のトラブル，子どもの教育，労働，こころの問題などさまざまな問題が顕在化するようになり，国際交流協会の仕事は，対症療法的ではあったが，地域でのこうした問題への対応にシフトしてきている。

そうした状況において総務省は2006年に「多文化共生に関する研究会」を設置し，多文化共生施策のあり方について検討する中で，外国人相談窓口の設置と専門的人材の配置を各自治体に要請した。

また，2012年には，外国人登録証明書に代わって在留カードや特別永住者証明書が交付される新しい在留管理制度の導入にともなって，住民基本台帳法が改正され，ここにおいて中・長期に日本に滞在する外国人は初めて法的に「住民」として規定された。自治体において「外国人住民」は等しく行政サービスを提供しなければならない対象となったのである。

こうした国による法改正や多文化共生施策推進の要請を背景に，各自治体では多文化共生施策の方針や計画が策定されるようになるが，国際交流協会を設置しているほとんどの自治体では，その施策実施は国際交流協会に委ねられている。主な施策は，外国語による情報提供や外国語相談窓口の設置であるが，国際化政策を民間との協働を推進することによって実施することが期待されている自治体の国際交流協会では，徐々にではあるが法律分野やこころの分野における専門家との連携による相談体制がとられるようになってきた。

2014（平成26）年度における「相談業務（相談員や専門家による）」[注2] の実施状況を見てみると，全国に63ある地域国際化協会のうち59の団体で何らかの相談業務が行われており，そのうち恒常的に相談窓口が設置されている団体は50（79％），専門家との連携によって相談に対応している団体は39（62％）であった。ほとんどの団体が弁護士会および行政書士会等の法律の分野の専門家との連携によるものだが，そのうちの7団体で「こころの問題」にも対

注2）『平成26年度地域国際化協会ダイレクトリー』の「4 事業内容別一覧」参照
http://rliea.clair.or.jp/directory/pdf/h26.pdf

応できるよう臨床心理士や精神科医などこころの医療者との連携がなされていた。

東京都においては，2002年より国際交流協会が中心となり，自治体，NPO，専門団体，大学など約40団体で構成する「東京外国人支援ネットワーク」によって，都内を巡回する「都内リレー専門家相談会」が実施されており，ここでは当初から月1～2回は精神科医や心理カウンセラーが参加してこころの相談にも対応している。

そのうち，嘱託員として週3回臨床心理士が対応している国際交流協会が1団体あるが，いずれにしても単独でこころの相談が日常的に受けられる体制をつくるのは難しく，こころの支援関係者との連携による体制を検討していく必要があると思われる。

チャート2　知ってほしいこと

国際交流協会においては，全体として異文化を要因とする「こころの問題」への認識はそれほど高いとはいえず，実際に「こころの支援」に関する取り組みは十分ではないことは前述したとおりである。

また，国際交流協会がこころの支援を行うにしても，恒常的にこころの医療の専門家を配置するのは，自治体の財政状況から見て非現実的である。

一方で，ほとんどの国際交流協会では，派遣された自治体職員や非常勤職員が事業を担当しており専門職員が配置されているケースは多くはない。しかし，国際交流協会は，基本的には自治体の国際化政策の推進役として外国人住民支援およびホスト住民の意識啓発を目的とした事業が実施されており，外国人住民のみならずホスト住民も巻き込んでこころの支援につなげていく役割を果たせる位置にいることは確かである。国際交流協会と連携することによって地域に支援の輪を広げていくことができると言っていいだろう。ここでは「こころの支援」につながると思われる国際交流協会の持つリソースを挙げておきたい。

1）外国語による相談窓口

全国63の「地域国際化協会」のうち50団体に外国語相談窓口が設置されている。また，外国語による行政情報の提供については，言語数は限られてはいるものの63のすべての団体で実施されている。同様に，基礎自治体の国際交

流協会においても外国語による情報提供や相談活動は多くのところで行われている。このことから，外国人住民にとって国際交流協会は，外国語で生活情報を得られたり，相談ができる最も身近な公的団体といえる。

また多くの市民ボランティアが活動していることから，外国人と身近に接触・交流のある市民が媒介となることによって外国人にもアクセスしやすい場所と言える。特に，こころの問題は相談者自身に自覚がないケースが多いため，まわりにいる人が気づいてつなげてきてくれることは，問題を小さいうちに発見できることでもあり重要な観点である。

ただし，相談窓口で働く外国語相談員等に外国人のこころの医療への理解がなければ問題が潜在化してしまうという点については留意しておかなければならないし，外国語相談窓口のスタッフには，こころの医療へ的確につなげられるよう研修が求められる。

2) 通訳ボランティア登録制度

外国人住民に対する最も基本的な施策は外国語による情報提供であるが，上記1) の外国語相談窓口に配置されている相談員の対応言語は，ほとんどの団体において英語，中国語をベースに数言語に限られており，それ以外の多言語への対応は市民ボランティアに依存している。自治体では，「通訳ボランティア」，「防災語学ボランティア」などといった名称で育成・登録が行われてきたが，近年では医療通訳のニーズの高まりを受けて，2013年度には厚生労働省の委託事業において，医療通訳養成のためのテキストが作成されるなど，医療通訳養成への機運が高まってきている。ここではこうした市民ボランティアによる通訳を総称して「通訳ボランティア」と呼ぶことにするが，2014年度においてその「通訳ボランティア」の登録制度を持つ地域国際化協会は，63団体中55団体（87%）であった。また，その登録者数は，1団体数十人のところから千人を超す規模のところまでさまざまではあるが，広域自治体におけるその登録総数は14,379人に上る[注3]。

かつて東京都内の基礎自治体レベルの国際交流協会および自治体における通訳ボランティアの登録状況を調べたことがあるが，36団体中28団体が登録制

注3) 注2と同様に『平成26年度地域国際化協会ダイレクトリー』の「4事業内容別一覧」参照。登録人数は，団体によって複数の登録枠がある場合は最大人数登録枠の人数を取り出し，集計した。

度を持ち，登録者数は全体で2,285人，言語数は33であった[注4]。東京という外国人住民数が全国最多の地域とはいえ，このように，基礎自治体も含めるならば全国で相当な数の市民が通訳ボランティアとして登録していることがわかる。

　ただ，年間どれだけの通訳ボランティアが稼働しているのかは定かではない。したがって，登録者数がどれだけの意味を持つのかは何とも言えないところではあるが，いずれにしても，こうした言語的な橋渡し役となり得る通訳ボランティアにこころの問題への理解を深めてもらえれば，さらに地域からこころの医療につながっていく人が増えていくことは間違いないだろう。

　なお，通訳派遣制度としては，ボランティア活動のため謝金ではなく交通費が支払われることが多く，国際交流協会がその予算措置をしている場合が多い。しかし，これも相談会での通訳には支払われず，派遣される場合のみ支払われたり，派遣される場合も相談者1人に対して1回のみであったり，または相談者が負担しなければならなかったり，もしくは依頼者または依頼した団体が支払わなければならないというように，組織，地域によって派遣制度もさまざまである。派遣制度を活用する際には事前に確認が必要である。

3）地域の日本語教室とのネットワーク

　自治体の多文化共生施策のうち，外国語による情報提供と地域日本語教育は，「コミュニケーション支援」として位置づけられており，多くの国際交流協会で地域日本語教育に関する事業が実施されている。2014年度の『平成26年度地域国際化協会ダイレクトリー』によると，63の地域国際化協会のうち48団体（76％）において日本で暮らす外国人のための日本語教室が開催されているほか，日本語ボランティア向けの養成講座や研修なども実施されていた[注5]。

　地域の日本語教室には，多くの外国人住民とともにボランティアとして日本人住民も参加している。外国人は，コミュニケーションが十分にとれないということから社会から孤立したり，日本人との間に摩擦や軋轢を生じたり，こころの問題を抱えやすい状態に置かれている。日本語教室や日本語ボランティア

注4）杉澤経子，2009，「東京外国人支援ネットワーク　連携・協働に関するアンケート」『シリーズ多言語・多文化協働実践研究　別冊2　外国人相談事業』東京外国語大学多言語・多文化教育研究センター　参照。

注5）注2に同じ。

は，こうした外国人住民に直接こころの支援情報を提供できる立場にいる。日本語ボランティアに研修をすることで，こころの支援につなぐことも可能と考えられる。事業を担当する国際交流協会職員と認識を共有し連携する意味は大きいと思われる。

4）分野を超えたネットワーク

　国際交流協会は，自治体が設置した団体であることから，例えば福祉や精神保健福祉センターなど行政機関との連携もとりやすく，また，国際交流協会では，各分野の専門家との連携によって相談事業が実施されるようになってきており，弁護士会や行政書士会等の専門団体とのネットワークも構築されている。

　相談者本人が認識できる在留資格など制度的な問題については，相談者自身で法律の専門家にアクセスできるが，よくよく話を聞いてみると実は相談が必要なのはこころの問題であるケースが増えてきている。例えば弁護士と臨床心理士など，日常はほとんどかかわりのない専門家同士を，分野を超えてつなげられるのも日頃連携事業を実施している国際交流協会ならではと言える。多（他）分野の専門家との連携において国際交流協会はハブ的な役割を果たすことができるのである。

5）専門職員

　自治体の多文化共生施策の担い手である国際交流協会には，多くはないが多文化共生分野の知見を有する専門スタッフが雇用されている。そうしたプロパー職員は，施策を事業化し推進する役割を担っており，事業予算の獲得も行える。

　国際交流協会の専門職員に，こころの問題への認識を持ってもらうことによって，その対応策をこころの医療の専門家との連携・協働によって検討・推進していくことが可能である。

チャート3　ではどうアプローチするのか

　国際交流協会が，外国人住民への支援および日本人住民も含めての多文化共生施策を推進する組織であることはこれまで説明してきた通りである。ここでは，外国人住民がこころの問題を抱えている時に，具体的には国際交流協会の

どこにどのようにアプローチしたらいいかについて述べる。

1）外国語相談窓口に相談する

　特にこころの問題を抱えている時には，母語でさえ言語運用能力が落ちると言われていることから言えば，もし母語で相談ができるなら，それは相談者にとって最大の利点となる。ただし，本人にこころの問題であることの自覚がない場合は，外国語相談員にこころの問題に関する知見がないと問題の本質を見誤る危険性があるので，その点は留意が必要だろう。

　また，国際交流協会の場合は，行政区にかかわらず相談を受けてくれるので，まずは相談者の母語で対応してくれる窓口を探して相談するのが良いだろう。

2）心理相談のある国際交流協会で相談する

　これまでに述べてきたように，最近では外国人相談において心理相談を実施している国際交流協会も出てきている。また，継続的なカウンセリングを外国語で行ってくれる場合もあるので，確認した上で相談するとよい。

3）専門家相談会で相談する

　こころの問題は，本人に自覚がないケースが多く，なかなかこころの支援につながっていかない。まわりの人たちがこころの相談が必要と感じた場合は，多分野の専門家が待機する例えば「都内リレー専門家相談会」などに行くのがよいだろう。アジア圏等，精神の病に対して偏見を持っている人が多く見受けられるが，そうした人々をやんわりとこころの専門家につなげられるのが，こうしたワンストップ型の相談会である。

　ちなみに過去の都内リレー専門家相談会の7年間の実績を見てみると，本人の自覚がない相談者のうち，精神科医や臨床心理士につなぎ対応してもらったところ，こころの病を持った人が3％を超える割合で見つかっている[注6]。こうした側面からも国際交流協会で実施される専門家相談会は，潜在的なこころの問題を早い段階で発見できる場として意義があると言えるだろう。

注6）杉澤経子，2009，「外国人相談　実践的考察」『シリーズ多言語・多文化協働実践研究　別冊2　外国人相談事業』東京外国語大学多言語・多文化教育研究センター，pp22-24　参照。

チャート4　よくみられる支援例

　ここでは，国際交流協会の専門家相談会に寄せられた相談のうち，こころの相談につないだり，こころの相談から他団体等につないだりした例を挙げる。

1) 法律相談からこころの相談へ

> 欧州圏出身の20代女性，2年半前に来日し日本人男性と結婚。子どもはいない。1年くらい前から夫が自分を毛嫌いしお金を渡してくれない。国では看護士の資格を持っている。今は介護士のアルバイトをしている。1回だが夫に暴力を振るわれた。その後病院に行ってうつ病と診断されたが今は治っている。夫に離婚届けを書けと言われているが離婚すると在留資格はどうなるのか。夫に脅されて疲れている。

　最初に在留資格の問題に対して行政書士が説明。その後，うつ病は治っているということだったが，精神的なつらさを訴えていたので臨床心理士に話を聞いてもらい落ち着いた。今後困った時に相談に行けるよう「都内リレー専門家相談会」のスケジュール表を渡して相談は終了した。

2) こころのクリニックにつなぐ

> 南米出身の40代女性，12年前に来日し11年前に就職したが，その半年後くらいから知らない男の声が聞こえるようになった。2年前に病院にいったが仕事のストレスが原因といわれ薬をもらった。しかし，眠くなるので飲むのを止めた。男の声は，もしかしたら会社の人がいやがらせをしているのではないか。

　精神科医が話を聞き，精神科クリニックを紹介。本人が通訳を希望したので通訳がつきそってクリニックに行くことになった。

3) 日本語教室の支援者が相談会へつなぐ

> 中国出身の50代女性，中国人男性と結婚しているが，夫は別の女性とも結婚している。夫を訴えたいがどうしたらいいか。日本語ボランティアが，話

が奇想天外で非現実的であり，感情的な印象だったため，こころの問題ではないかと疑い一緒に相談会にやってきた。最初から精神科医が対応した。控訴妄想との診断がなされ病院に行くよう勧められたが，本人は「自分はおかしくない」と言って受診を拒んだ。

その後，国際交流協会の職員が，相談者が暮らす地域の民生委員に連絡をとり見守りを依頼した。

チャート5　課題：「相談通訳」としての力量形成と連携の仕組みづくり

国際交流協会は，外国人住民にとってこころの医療へのつなぎ役となり得る重要な存在であるが，そうした役割を果たすためには課題もある。主な課題は次の2つである。

1) 外国語相談員や通訳者の力量形成の問題

最も身近な地域の公的窓口としての国際交流協会には，日常の困ったことや悩みごとが寄せられる。相談者に自覚がなくとも，こころの問題が潜んでいるケースが一定割合存在することは先に述べたとおりであるが，その場合，最初に相談を受ける外国語相談員にこころの問題に関する知見がなければ，こころの支援につなげることはできない。

国際交流協会で相談を受ける際の言語的対応は，相談窓口における外国語による相談対応と，専門家に相談する際の二者間の通訳である。この時にこころの問題を抱えていそうだと思われた相談者をうまくこころの支援につなげられるかが肝要である。

ちなみに，外国人相談事業に関わるスタッフのうち直接相談者の話を聞く立場の外国語相談員や専門家相談において最初に話を聴き，問題の所在を把握する役割を担う通訳者に求められる通訳領域は，「相談通訳」[注7]と整理されるが，こうしたスタッフの専門的な力量形成はこころの支援につなげるためには，大きな課題であり，そのためには特別な教育が必要と思われる。

注7)『シリーズ多言語・多文化協働実践研究16 「相談通訳」におけるコミュニティ通訳の役割と専門性』，2013，東京外国語大学多言語・多文化教育研究センター　参照のこと。

2）こころの医療へつなぐ仕組みづくりの問題

　国際交流協会の外国語相談員や通訳者に十分な専門的力量が形成されていたとして，例えば，相談者の話を聴く中から，こころの医療につなげた方がいいと判断されたとしよう。しかし，具体的に，どこにどうつなげばいいのかのネットワークがなければ問題解決につながらない。先に挙げた事例においては，地域の相談からこころの医療，こころの医療クリニック，地域の福祉制度へとつなげていっているが，このように適切につなげていくには，日常において多様な組織・機関とのネットワークを構築していなければならない。

　また，全国でいえば190を超える国・地域からの外国人が住民として暮らしている現状において，多言語のサポートシステムも必要と考えられる。

　通訳ボランティアの派遣制度を設けている国際交流協会も増えてきているので活用したいところであるが，いずれにしても通訳だけでなく外国人相談に関わる人々にはこころの医療について理解しておく必要があり，研修のあり方等についても検討が求められる。

2 スクールカウンセラーを利用する

松丸 未来

チャート1 スクールカウンセラーの制度と仕事

　スクールカウンセラー（以下 SC）制度は，「学校現場にこころの専門家を」という時代の流れを受けて，1995年，当時の文部省が154校に SC を活用調査研究として配置したことに始まり，平成26年度には，全国の小・中・高等学校の約23,800校にまで増えた。

　SC の職務内容は地域の状況や配置のタイプによって若干異なるが，不登校，いじめ，暴力などの問題行動がある子どもたちへの個別相談，保護者や教員へのコンサルテーションが主な業務内容とされている自治体が多い。その他，事故や事件・災害などに対応する緊急支援，ソーシャルスキルトレーニングなどの問題を未然に防ぐ予防的関わりや心理教育，外部関係機関との連携などが期待されている。

　SC の役割については，American School Counselor Association（ASCA：米国スクールカウンセラー協会）が示すアメリカのスクールカウンセリングプログラムの国家基準（ASCA, 2012）が参考となる。ASCA は，児童生徒が学校生活で成功するには，①学習，②心理社会的適応，③進路（将来の展望）の3要素がバランスよく育まれている必要があり，そのために，個人への支援だけではなく，学級・学校全体や地域社会まで視野に入れた，より促進的，予防開発的支援を行なうことを SC の職務として求めている。3要素の関連については，例えば，学力が向上し，良い成績を収めることができれば（学習），自信がつき，自己肯定感や自己効力感が増し（心理社会的適応），将来への選択肢に広がりができる（進路）。さらに，将来への具体的な希望があれば，それ

に向けて頑張る意欲が増し，学習意欲に良い影響をもたらす。このように3要素が相互に影響し合うことから，SCには教員や保護者と連携し，チームとして子どもの能力を包括的に育てる役割が求められる。学校全体や地域にまでの幅広い視野を持ち，臨床心理学の知見に基づく専門性を発揮し，個人への支援，予防的支援，問題が起きた後の対応，教員や外部機関との連携，多職種との協働を行える能力が求められるのである。

チャート2　子どもの問題に気がつくコツ，気がついた時の対応のコツ

　外国人の子どもの問題に気がつくコツは，子どもたち全般と同様である。一番のポイントは，普段の様子と違うかどうかである。以下に子どもによくある問題ごとに，問題に気づくポイントと気づいた時の対応方法をまとめる。

1) いじめのサイン

　いじめのサインに関しては，「いじめのサイン発見シート　政府広報オンライン」(http://www.gov-online.go.jp/tokusyu/ijime/sheet.html) が参考になる。
　主なサインとしては，登校前では，「布団から出てこない」「休みたがる」。下校後では，「携帯電話の着信やメールにおびえる」「親しい友達と遊ばなくなる」「友達と遊ぶ中でからかわれている」「おこずかいをほしがる」「勉強や習い事など集中できなくなったり，行く元気がなくなる」。就寝前は，「表情が暗く，家族との会話が少ない」「友達の話題をしなくなった」「イライラしたり物にあたる」「メールなどを気にする」「あざなどけががある」。就寝後は，「寝つきが悪かったり，眠れない」「学校の持ち物が壊れていたり，なくなっている」「教科書やノートに落書きがあったり，破られたりしている」「服が汚れていたり，破れていたりする」。
　いじめのサインに気づいたら，子どもを問い詰めたり，問題解決を急ぐのではなく，子どもの気持ちを汲み取りながら，じっくりと話を聴く。その時に，「いじめられている人も悪い」「弱いからいじめられる」「大したことはない」「無視しなさい」とは言わない。このような言葉は，「わかってもらえない」という思いにさせ，子どもが話さなくなったり，さらには，「自分は，ダメな人間なんだ」「弱い人間なんだ」と自己肯定感を下げたり，自尊心を傷つけてし

まう場合もある。子どもの話を聴いた上で，何があっても味方であること，守ること，助けること，そしていじめは絶対にしてはいけないことであることを伝える。

2) 虐待に気づくポイント

　虐待には，「身体的」「性的」「心理的」「ネグレクト」がある。身体的虐待は，殴る，蹴る，投げ落とす，やけどを負わせる，溺れさせるなど，身体に傷をつけるなどの暴力である。性的虐待は，性的行為の強要，性器や性交を見せる，ポルノグラフィの被写体にするなどである。心理的虐待は，言葉による脅し，無視，兄弟間での差別的扱い，子どもの目の前でドメスティック・バイオレンス（夫婦間暴力）を行うことなどである。ネグレクトは，家に閉じ込める，食事を与えない，ひどく不潔にする，自動車の中に放置する，保護者以外の同居人による虐待を放置するなどである（厚生労働省ホームページ）。

　虐待されている子どものサインについては，「東京都福祉保健局　東京都児童相談センター・児童相談所」のウェブサイトが参考になる。例えば，「子どもの泣き叫ぶ声が頻繁に聞こえる」「不自然な外傷（あざ，打撲，やけどなど）が見られる」「表情が乏しく活気がない」「衣服や身体が極端に不潔である」「ひどく落ち着きがなく乱暴，情緒不安定である」「食事に異常な執着を示す」「夜遅くまで遊んでいたり，徘徊している」「理由もなく，保育園や学校を休みがちである」などがある。

　このようなサインに気づいたなら，「虐待までにはなっていないかもしれない」，「思いすごしかもしれない」，「もう少し様子を見てみよう」ではなく，地域の子ども家庭支援センターや児童相談所に通報をする。内閣府が提供する政府広報オンラインでは，全国の「児童虐待，いじめ，ひきこもり，不登校などに関する相談・通報窓口」が一覧できるサイトを表示している（http://www8.cao.go.jp/youth/soudan/map.html）。通報しても，連絡した人が特定されるようなことはないように，配慮されている。所属する支援場所があるのなら，上司に報告・相談した上で通報するようにするなど，一人の判断では動かないようにする。平成25年度，全国の児童相談所で対応した児童虐待相談対応件数は，73,765件（速報）で過去最多であった（厚生労働省ホームページ，2013）。平成24年度は，児童相談所で対応した児童虐待対応件数が66,701件のうち，児童相談所における被虐待児の年齢別対応件数は，0～3歳

未満12,503件，3歳〜学齢前16,505件，小学生23,488件，中学生9,404件，高校生・その他4801件であった（厚生労働省，2014）。児童相談所の虐待対応件数が増加していると共に，最も多いのは小学生であることが分かる。このような数値からも虐待の早期発見，早期対応が必要とされている現状が見える。

3）自殺のサイン

　文部科学省（2009）「教師が知っておきたい子どもの自殺予防のマニュアル」第二章「自殺のサインと対応」の中に，自殺の危険因子には，「自殺未遂の経験」「心の病」「安心感が持てない家庭環境」「極端な完全主義や二者択一思考，衝動性が高いなど独特の性格傾向」「離別，死別，失恋，病気，怪我，急激な学力低下，予想外の失敗などの喪失体験」「とくに友だちとのあつれき，いじめなどの孤立感」「最近，事故や怪我を繰り返すなど安全や健康を守れない傾向」が挙げられている。

　自殺直前のサインとしては，「自殺のほのめかし」「自殺計画の具体化」「行動，性格，身なりの突然の変化」「自傷行為」「怪我を繰り返す傾向」「アルコールや薬物の乱用」「重要な人の最近の自殺」「別れの用意（整理整頓　大切なものをあげる）」「家出」「最近の喪失体験（身近な人が亡くなる）」などがある。これらは，直前のサインであるが，自殺の危険因子，つまり上にあげた要因を抱える子どもは潜在的に自殺の危険性が高くなると考えられている。自殺直前のサインと合わせて普段からの様子を理解しておくことが重要である。

　自殺のサインをキャッチすると，キャッチした側自身が不安になり，自殺したいと思っている気持ちを否定したり，安易に励ましたり，叱ってしまうことがある。それでは子どもは心を閉ざしてしまうため，「死にたいくらい辛いことがある」という子どもの苦しみにしっかりと寄り添う。「どんな時に死にたいと思うの？」などとゆっくりと質問し，死ぬほど深刻に思い悩んでいる，死ぬことしか考えられない気持ちを受け止めることが大切である。自殺したいと思っている気持ちを話してくれたことに「よく話してくれた」という感謝の思いを伝える。支援者は，一人で抱え込まず，支援者が属するチームで対応する。その際，子どもが秘密にしておいてほしいということを言うかもしれないが，その旨，チーム内でも共有し，子どもには誰から聞いたと言うことは伝えず，チーム全体で子どもの言動に気をつけるようにし，サインを見逃さないようにする。チームには，保護者も含める。保護者に伝える時には，保護者の気持ち

にも留意しながら，子どもとの信頼関係を崩さないように対応していく。具体的には，「サインを受け止めた状況であり，保護者には過剰に反応したり，逆に無視したりしないでほしい。保護者なりにサインを受け止めてほしい」というように伝える。自殺のサインを認めたら，チームで継続的に見守り，支援する。

他にも親しい人との死別，親の離婚，女子の場合はインターネットやソーシャルネットワークを使った援助交際など子どもたちが抱える可能性がある問題は多様である。普段とは違う様子に気づいたら，積極的に「何かあったの？」と聞き，率直に普段と様子が違うので心配になったことを伝える。そして，子どもが自分の悩んでいる思いを話し始めたら，まずは否定や説得をしないで，聴く。子どもの状況が心配であれば，SCなど身近な専門家に相談する。SCへのアクセスは，学校へ連絡すれば，管理職や学年の教員，担任がつないでくれる。その他，各自治体に設置されている教育相談所（教育相談センターという名称のところもある），子ども家庭支援センター，児童相談所などに相談すると，どのように対応したらよいか助言を得られる。

チャート3　スクールカウンセラーが外国人の子どもと接する時のコツ

SCが支援をする際には，図1に示すように，①時間軸での理解，②取り巻く環境の理解という二つの視点から，子どもを包括的に見立てる。時間軸での理解に関しては，素因や成育歴や育ってきた環境，現在の問題に関連がある過去の体験（例：祖父母，親，兄弟との別れ，いじめ，トラウマ，経済的なこと）など過去から現在を把握し，進路やキャリアプランなど将来への見通しを持った視点で子どもを捉える。また，取り巻く環境からの理解に関しては，子どもが現在住んでいる①国（宗教，政治，習慣，経済），②地域（家庭，親類，近隣），③通う学校をマクロな視点から理解し，それらの環境がどのように子どもに影響しているかを検討する。このように，子ども本来の特性，過去の体験からの学習，環境との相互作用を考慮し，子どもの全容をつかみ，何につまずいていて，どのような支援が必要か可能か，それは子どもが望んでいるものなのかを考える。

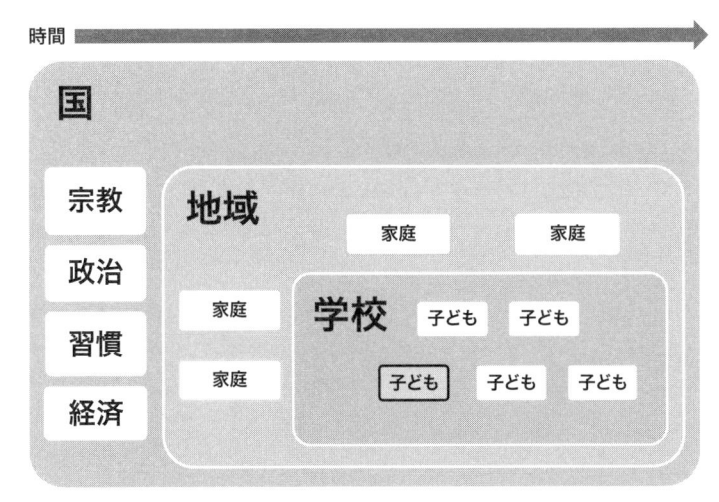

図1 子どもを見立てる

　さて，SCが出会う可能性がある外国人の子どもには，両親とも外国人であるか片親が外国人であるか，母国で生まれているか日本で生まれているか，日本語ができるかできないかなど多様性がある。一人一人の子どもの状況に応じてその子どもに合った支援をするためにも見立て同様，①子ども個人への支援，②子どもを取り巻く環境への働きかけが，車の両輪のようになることが望ましい。
　まず，子ども個人への直接的な支援を考えてみよう。友達や教員との問題，不登校，低学力，無気力，不安，落ち着きのなさ，暴言・暴力，トラウマなど，主訴に応じた支援を行うことは，日本人の子どもたちと同じであるが，外国人の子どもへの支援に特有の七つのコツがある。
　一つ目は，SCが子どもの母国に興味を持って理解を深めることである。例えば，生活習慣や食生活，外国の学校の様子，国の行事などの話を聴くことで，子どもとの関係が深まり，子どもの考え方を理解できる。母国の教育制度や，外国人の子どもが考えている進路先に関する情報も役立つ。
　二つ目は，日本文化への理解を促すことである。例えば，友達との距離の取り方，規則に対する意識，自然災害に対する意識などについては，日本に特有なものがあり，外国人の子どもが違和感や戸惑いを感じることがある。子どもとの自然な会話の中で，SCが一つ目のコツで挙げたことを聴き，子どもの戸

惑いを受け止めながら，日本の文化について伝え共有できると，外国人の子どもが振る舞い方が分かり，すっきりする場合がある。日本の学校に通う中で，日本の文化に関することを体験的に学び習得していくことも多い。うまくできた時には，共感し，サポートする。

　三つ目は，英語を話せる子どもの支援の場合，小中学校内に配置されている英語が母語の教員と連携することである。普段からその教員とコミュニケーションを取り，関係を築き，子どもの様子で気になっていることがあれば教えてほしいと伝えておく。気になる子どもがいる場合，上記の教員が休み時間や部活動の時間（英語や運動関係の部活動を手伝っている場合がある）に子どもに声をかけたり，話を聴くなどさりげない支援をお願いすることができる。担任や学年の教員は忙しい場合が多いが，英語を話す教員は比較的ゆっくり話を聴くことができる場合があり，また同じ「外国人」という立場から話ができるなど，子どもにとって安心感がある。英語が母語の教員のみならず，子どもの国のことを知っている教員が子どもに話しかけてくれるように，SCから一声かけておくと，校内に子どもが安心して話せる存在が増える。

　四つ目は，日本語習得のための支援である。地域の日本語教室がどれほど充実しているかにもよるが，各自治体，NPO，国際交流協会が行っているものなどの情報を収集して，提供をする。

　五つ目は，ソーシャルサポートの構築である。地域の外国人コミュニティや外国人との交流を行っている団体，同じ宗教の人たちとのつながりを作れると，安心できる居場所となり，精神的な安定につながる場合がある。

　六つ目は，外部サポート機関との連携である。子どもが日本語を学びに行く場所，居場所，医療機関や相談機関などと連携し，理解を共有し，役割分担しながら支援を進められると理想的である。

　最後に，保護者の子どもへの支援に対する意識を高めるよう働きかける。経済的な問題，生活の問題，保護者自身の問題などを抱え，難しいケースも多いが，SCが状況を理解しつつ，保護者が子どもにとって重要な支援者であることを伝え，エンパワメント（励まし，力付け）して行き，保護者が子どもの支援をできるようになれば，大きな力となる。その際，保護者に役立つ情報を提供すると関係構築につながる。例えば，学校からの手紙の重要な部分を伝えたり，地域の資源に関する情報を知らせたりする。SCに話をすると何か役立つということがわかると，保護者が相談にくるモチベーションが高まる。

環境への働きかけについても SC ができることがある。一つは，学年やクラスの教員や子どもたちの国際理解教育が進むように働きかけられる。例えば，中東の国から中学の途中で来日したある生徒は，日本語が全くできなかったが，性格が明るく，常ににこやかであったため，転入時には多くのクラスメイトが話しかけたり，学校生活の援助をした。しかし，生徒は，マイペースで自分から積極的にクラスメイトに話しかけたり，意欲的に勉強をするタイプではなかったため，「転入生」という目新しさが冷め，ある程度学校生活を送れるようになると，クラスの中で一人で過ごすことが多くなった。そればかりではなく，クラスメイトは，生徒の習慣の違いを受け入れず，悪口さえ言うようになった。生徒は，冷たくなったクラスメイトの態度に戸惑い，宗教上の理由で給食の豚肉が食べられない，エアコンは自国で使ったことがないため寒く感じるなどと SC に相談してきた。SC は，生徒の文化を理解し，受け止めながら，日本人の考え方や常識を伝えたり，給食やエアコンに関しては具体的な措置を取り，SC とのコミュニケーションツールとして言葉を学べる絵本を渡すなどして，生徒への支援を行った。一方で，生徒のグループで SC が一緒に給食を食べ，生徒を輪に入れてクラスメイトと話をしたり，差別的な発言には毅然と注意するなど，クラスメイトとの橋渡しをした。また，教員には，外国人の生徒を「生きる教材」として活用することを提案した。

　学校だけではなく，外部の連携機関の専門職へ，外国人の子どもの理解を促すこともできる。例えば，発達障害が疑われるのに「言葉の壁」で見過ごされ，学校の授業について行けず，そのまま放置されて怠学，ゲーム・インターネット依存，昼夜逆転，不登校になるケースがある。このような場合，学習面での支援を考える必要があるので，早期に発見し，外部機関で知能検査，心理検査を受けることが有効である。検査者は外国人の子どもの文化や言語の違いを考慮した上で検査を行い，アセスメントと検査結果を本人，保護者，学校と共有する。文化差を理解したり，母語で検査を行うのは難しい場合もあるが，通訳を利用したり，検査の数値のみならず観察から得られる情報をあわせて考慮すると，より正確にアセスメントできる。検査結果に基づいて，特別支援教育を利用する，SC が続面接を続けるなどの支援が可能になる。

　SC の役割をまとめると，子どもの異文化の理解と同時に，国を超えた「その子らしさ」の理解の両方をバランスよく見立て，傾聴に留まらず具体的な役立つ支援をする必要がある。利用できる資源が限られていることがあるが，存

在する資源を最大限に活用し，子どものリソース（強み，長所，資源）を引き出し，エンパワメントする（励まし，力付け，伸ばす）という視点で考えると支援の道が開ける可能性がある。外国人の子どもと日本人の子ども・教員との橋渡しをする役割も重要である。

チャート4　外国人の子どもがスクールカウンセラーを利用する時のコツ

　SCの役割が明確であると外国人の子どもからSCに声をかけたり，利用しやすくなる。SCができることは，大きく分けて二つある。一つは必ず味方でいるという存在である。相談室は外国人の子どもにとって居場所であり，子どもにとっては「外国人」であるという枠を離れて，ありのままを受け入れられる場である。もう一つは，問題が軽減されるための具体的な方法を一緒に考える存在である。問題が軽減，解消されれば，子どもの気持ちは楽になる。クラスの全体を見なければならない教員に比べて，SCはゆっくり話を聴き，きめ細かく情報収集して問題解決の方法を考え，教員や保護者と情報を共有し，外部と連携を取るなど，フットワーク軽く動ける強みがある。つまりSCは，学校内で，外国人の子どもが気軽に相談できる立場にいる。

　SCは，子どもを支援する最も身近な存在である保護者も時間の都合さえつけば無料で相談できる立場にいる。保護者は，家庭での子どもの状況を伝えたり，子どもに対するさまざまな思いを話すことができる。SCは，学校での様子を伝え，保護者がどのように子どもと接すると良いか助言し，子どもの支援に役立つ外部機関の紹介などの情報提供ができる。

　上記のような利点がある一方で，課題もある。まず，保護者との連携が難しい場合がある。保護者の日本語能力が乏しい，生活に追われている，「学校さえ行っていれば良い」と問題意識が低いといった場合，子どもが困っている状況を共有し，保護者の理解とサポートを得ることが難かしい。

　日本人の子どもたちが自分たちとは違う外国の文化を受け入れるのが難しく，クラスメイトの意識をなかなか変えられないこともある。クラス内に他の外国人の子どもたちがいたとしても，日本人の子どもが外国の文化を受け入れていない状況では，外国人の子どもたち同士がお互いに支え合う関係になるのは難しく，結局，お互いを排除してしまう場合がある。

最後に，SC 自身が，外国人の子どもの文化・歴史・習慣などの知識に乏しく，「言葉の壁」にたじろぎ，「時間が解決する」などと自分に都合の良い理由をあげて，支援から一歩引いてしまうことがある。これらの課題を越えて，SC が子どもたちの SOS のサインに対して常にアンテナをはり，日本人の子どもと同じように外国人の子どもが，気軽に相談できる存在になることが望ましい。

SC を利用する場合は，学校内で直接 SC に声をかけたり，担任に相談したい旨を伝えて SC の予約を取ることもできる。あるいは，学校の管理職や学年の教員，担任などに子どもが SC と話したい旨を保護者が伝えれば，SC にその連絡が行き，SC からさりげなく話しかけることができる。

チャート5　不安を呈する中学生女子の支援例

中学生になった後の環境の変化と共に不安が増し，登校しぶりを呈し，SC のところへ相談に来た後，医療機関を受診した外国人女子の例である。

> 中学1年生の女子生徒。両親とも国籍は欧米圏。父親の仕事の都合と，親戚のつてで，小学校低学年の時から日本に住んでいる。性格は，明るくまじめ，几帳面であった。学力，日本語の能力は高い。小学生の時は，のびのびと学校生活を過ごしたが，中学生になり，自分が外国人であるという意識が高まり，周囲の生徒との違いを過剰に意識するようになった。同時に，学校の規則や教員の指示に過敏になり，些細なことで不安になり，雪だるま式に悪い方向へ考えが向き，不安に押しつぶされて急に涙を流すことがある。時々，学校に行けない。生徒と保護者からの相談を受けた後，医療機関へ紹介したところ，通院を始めた。

英語が母語の教員から「自分は話を聴いてあげることしかできないが，具体的な支援が必要なのではないか」と SC への情報提供があり，SC から生徒へ声をかけ相談にいたった。

1) 不適応感と不安感

生徒は，「日本語が十分上手ではない」「みんなが分かることでも自分にはわからない」「日本人の友達にどう接したら良いか分からない」「本当の友達がい

ない」など，自分は外国人であるからクラスメイトと違い，浮いてしまっていると話し，孤立感を募らせていた。しかし，小学校から中学校への環境の変化，生活指導の厳格化，新しい人たちとの出会い，理想の中学校生活と現実とのギャップに直面し，思うような生活ができない状況で，不安になっているようにも思われた。生徒は日本語に対する劣等感を訴えていたが，実際は成績優秀で，授業の内容もほぼ理解できていた。また，小学校時代にはクラスメイトとの違いを感じたことはなく，中学生になってから生じている不安感であった。居場所を求めてか，母国に対する愛着や母国でなら適応できるのではないかという思いがあるが，実際には母国の同じ年齢集団の子どもたちの様子を知らず，母国での教育から離れているので学習習熟度も異なり，母国で中学校生活を過ごしたとしても現実は厳しいのではないかと，自分の居場所のなさに気づいている面があり，それがさらに不安感を増す原因になっていた。

　学校生活に居場所を見いだせない状況の中で，生徒は学校の規則や教員の指示に過敏になり，他の生徒への指導を自分のことのように捉え，教員が誤解しているのではないか，自分だけずるをしているのではないかなど，些細なことを気にして不安になっていた。一度不安になると，その思いにとらわれ，悪い方に考え，涙を流し情緒不安定になり，どうしても気になってしまうと欠席するという状態であった。

2) SCとの面接経過

　SCは，クラスメイトとの違いに関する生徒の訴えについて，認知が偏っている印象を持ったが，まずは生徒の認知を否定せず傾聴し，苦しい気持ちに寄り添うことによって関係を深めて行った。その上で，認知行動療法の認知再構成を応用しながら，偏った認知に少しずつ介入していった。具体的には，母国の話が観念的で，期待と理想が入り交じっていたため，母国の友達が実際どのような学校生活をしているのか聞くなどして，具体的，現実的にイメージできるように促した。そうすると，生徒は，どちらの国においても現実はそんなに甘くはなく，厳しい面があることに気づいた。そこでSCは，日本での生活での楽しい面について聞いたり，勉強など生徒がよく努力している点，適応している点について評価し，周囲の生徒はそれほど生徒が外国人であることを意識していない可能性を考えてみるように促した。

　また，クラスの中で生徒が友達になりたいと思っている生徒とうまくコミュ

ニケーションが取れるように，友達の立場に立って具体的な関わり方を一緒に考え，ロールプレイを行い，スキルを実践し，身につけられるよう工夫した。例えば，生徒の相談の中に，友達が悩んでいる場合，「親友と思ってくれているなら自分になんでも相談すべきだ」という思い込みがあったので，逆の立場だったらどうしてもらいたいか考えさせた。その結果，友達が相談しないのは，自分を親友と思っていないわけではなく，相談するにはタイミングがあり，友達が自ら相談しにくるまでは，「大丈夫？」とさりげなく言葉をかけながら，待っていることも大切であることに気づいた。

　他にも些細な出来事がきっかけで，「規則を破ることになる」「先生に叱られるかもしれない」「自分がしたことはずるい」など不安になる考えが頻繁に出てきた。不安が出た時には，他の受け止め方ができないかを考え，認知への介入を試みた。また，実際にずるいと思ったことを実行してみて，本当にずるいことだったのか行動実験として，検証した。認知や行動への介入を繰り返すことによって，一つの受け止め方だけではなくて，他の受け止め方ができるようになった。担任には生徒の状況を報告し，生徒が安心できるような声かけをお願いした。

　保護者との面接も数回行った。家での状況を聴き，学校での様子やSCの見立てを伝えた。家庭では，登校を促し，母国の文化を大切にし，十分に休養を取るようにアドバイスした。

3）相談室以外での取り組み

　クラスに友達ができ，不安感よりも楽しく過ごせる時間が増えてきたが，さらに，学校内で生徒に役割を与え，居場所を作ることを試みた。部活動とは別に，SCが担当していた放課後活動のメンバーに誘った。この活動では，違う学年の生徒とリラックスした交流ができ，他のメンバーの役に立つ役割があったので，自己肯定感が高まり，不安感の軽減に役立った。

4）医療機関との連携

　些細なことに対する過剰な不安感ととらわれを心配し，医療機関を紹介した。その際，SCが学校での様子を資料としてまとめ，教員に確認してもらった上で，受診の際に生徒が持っていけるように準備した。数回通院した時点で，生徒の許可を得て，医療機関に連絡を取り，お互いの見立てと介入方針を共有し

た。結果的には，この生徒はクラス内で友達ができ，学校に居場所を見いだし，勉強をがんばり成績が良かったため，中学校生活に適応し始め，不安感が軽減した。そのために服薬の必要はなくなり，医療機関への通院は終結となった。

文　献
American School Counseling Association (2012) ASCA National Model: A Framework for School Counseling Programs.
東京都福祉保健局　東京都児童相談センター・児童相談所 http://www.fukushihoken.metro.tokyo.jp/jicen/gyakutai/leaf_txt.html
厚生労働省「児童虐待の定義」http://www.mhlw.go.jp/seisakunitsuite/bunya/kodomo/kodomo_kosodate/dv/about.html
厚生労働省 (2014)「平成 25 年度の児童相談所での児童虐待相談対応件数等」http://www.mhlw.go.jp/stf/houdou/0000052785.html
厚生労働省 (2014)「平成 24 年度福祉行政報告例の概況」http://www.mhlw.go.jp/toukei/saikin/hw/gyousei/12/dl/gaikyo.pdf
文部科学省 (2009)「教師が知っておきたい子どもの自殺予防のマニュアル」第二章「自殺のサインと対応」
http://www.mext.go.jp/component/b_menu/shingi/toushin/__icsFiles/afieldfile/2009/04/13/1259190_5.pdf

政府広報オンライン
http://www.gov-online.go.jp/tokusyu/ijime/sheet.html
http://www8.cao.go.jp/youth/soudan/map.html

参考文献
本田恵子，植山起佐子，鈴村眞理 (2010) 包括的スクールカウンセリングの理論と実践——子どもの課題の見立てとチーム連携のあり方．金子書房．

3　医療通訳を使う

村松　紀子

チャート1　医療通訳者[注1]とは

　今どんなに健康な人であっても怪我をしたり，病気になったりすることがある。自然治癒できない怪我や病気であれば，薬局や病院に行く。通常はそこに患者と家族，医療専門職との「対話」がはじまる。そこで，病気や怪我の経緯や症状，既往症やアレルギーの有無，服用している薬などの問診に始まり，治療法や回復の可能性などさまざまな情報を「言葉」を通じて伝えられ，患者と家族は数々の「選択」を行う。

　怪我や病気の時，治療やケアが必要だが，患者と家族が医療専門職の使う言語（日本では多くの場合，日本語）が話せない場合，対話を成立させるために必要なのが両者の言葉を理解する医療通訳者である。特に精神科領域においては，検査数値などでの診断が難しいため，患者の問診つまり言葉に頼る割合が，他の診療科と比べてより大きなウエイトを占める。つまりこころの病では，問診や表情，症状の説明などで総合的に診断していくので，患者本人もしくはその周囲の人とコミュニケーションが取れないと診断が難しく，どの診療科よりも医療通訳者の役割が重要であると考えられる。

　医療通訳者とは，病院などの医療現場で医療専門職とのコミュニケーションが難しい患者もしくは家族へ通訳支援を行う専門職である。医師の言葉がわからない，処方箋が読めない，診療システムがわからない中で治療を受ける患者

注1）「医療通訳」「医療通訳者」の違いについて，「医療通訳」を「医療通訳という行為」，医療通訳者を「医療通訳をする人」と区別している。また，「医療通訳士」という表現については，医療通訳士協議会（JAMI）の登録商標であり，2015年現在まだ資格として確立していない。

と家族はとても心細い。誰でも心と身体が弱ったときには，一番ストレスのない状態でコミュニケーションをとりたいと願う。医療通訳者はそうした患者と家族の心に寄り添い，言葉の橋渡しを行う。

また医療現場においては，治療などの「選択」及び「自己決定」をする機会は少なくない。日本では，医師が「こういう治療法がいいですよ」と勧めて，患者と家族がそのまま受け入れるというケースが多いが，海外では医療者が選択肢をたくさん出して，患者自ら選ぶ国のほうが多数派である。よく聞かれる「先生にお任せします」という医療文化は，世界的にはあまりスタンダードではないと考えられる。ゆえに，医療者と十分なコミュニケーションをはかったうえで，きちんと説明を聞いて疑問を解消し，必要な治療を自分で選びたいと願う外国人患者は多い。そこには単に言葉を理解するだけでなく，医療文化の理解，社会保障制度や医療保険制度などの理解が必要となる。自分の言葉で理解して納得してこそ，はじめて自分の身体とこころについて自分で決めていくことができるのである。特に，精神科領域においては，文化的な背景も重要な要素となることを忘れてはならない。

ここで，医療通訳者が守るべきは，患者が安心して医療にアクセスできる権利であり，きちんと医師や医療従事者からの情報を理解したうえで，患者が自分にあった治療を選択する権利である。

チャート2　外国人患者とのコミュニケーションについて

まずは医療従事者自身が外国人患者と意思の疎通を図ろうとする気持ちを持つことが大切である。患者が外国人というだけで緊張する人もいるが，医療従事者が緊張していると患者や家族はもっと緊張する。言葉を聞き取る，伝える力は実は表面的な対話力だけではない。ベテランの看護師がまったく外国語もできないのに外国人患者と対話を成立させ，理解しているケースがあるが，これはテクニックではなく，いかに相手の言葉に耳を傾け聞こうとするか，相手に伝えようとするかの思いの強さなのではないか。もちろん，すべての対話にこの手法が使えるわけではなく，医療通訳が必要な時にはきちんと医療通訳を使うべきではあるが，まずは意思の疎通をはかろうとしてほしい。

外国人患者の正面に座り，きちんと目をみて話すこと。医療通訳者が同席する場合も，そちらばかり見るのではなく，患者に視線を置くことが重要である。

また，医療通訳者は医療従事者と患者の視線を遮る位置にいてはならない。

患者の日本語能力やコミュニケーションの得意不得意には個人差があり，その人にあった配慮が必要である場合はそれに応じて対応する。

● 患者と何語で会話するか
① 日本語を使う

外国籍であっても，日本生まれ，もしくは日本在住が長く，日本語のほうが理解表現しやすい患者には日本語で会話するべきである。

その他，狭いコミュニティの中で同国人通訳者に知られたくない場合，通訳者を使わず，日本語で直接医療者と話したい患者もいる。その場合は，医療者は患者本人の希望に従い，できるかぎりやさしい単語を使い日本語で会話してほしい。

時々，成育歴を話すとき，本国でのことやこころの声は母語，日本でのできごとや周囲の人たちとの会話は日本語と，言語が混ざる人もいる。その場合は，母語の部分のみ医療通訳者を介入させるなど柔軟に対応する。精神科領域において大切なのは，患者が一番話しやすく理解しやすい言葉を選択できるようにすることだ。

医師が理解できないから母語を強要するのではなく，あくまでも患者が一番表現したい言語選択ができるように環境を整えてほしい。

また，日本語が母語でない人と日本語で対話する場合は，わかりやすい日本語を話す配慮が必要である。弘前大学の「やさしい日本語作成のためのガイドライン」を参考に，日常からわかりやすい日本語を話す癖をつけるようにしてほしい。それは，同時に高齢者や子どもにも配慮したコミュニケーションにつながるのである。

また，会話はできても読み書きは別であることも理解が必要だ。日常的に使っている日本語会話には不自由のない人でも，日本語の漢字交じりの文字を使いこなすことは難しい。読めない人には読み聞かせや振り仮名の配慮，書けない人には代筆という対応が必要となる。

② 英語を使う

患者の母語が英語でなくても，英語で会話が可能な場合もあり，医療者が英語を話せる場合は，英語での診察になることもある。その場合は，患者本人がどの程度，英語を話せるかに個人差があり，細かい心の動きなどを表現するの

に英語での語彙が限られていることにも注意する。また、専門用語と患者の使うインフォーマルな表現は違うので、学会発表の英語に問題はなくても、患者の話す言葉はわからないということがでてきて当たり前であることを理解し、対話が難しい場合は、母語に対応可能な医療通訳者を使うことをすすめる。また、地域によって英単語の意味が違うこともあるため、診察にあたっては言葉だけに頼るのではなく、表情や動作なども参考にしながら、注意深く確認をしてほしい。

③ 母語を使う

こころの支援では、細かい感情や出来事を表現するために、母語で話すほうがよいとされている。日本においては、英語だけでなく、中国語、タガログ語、ポルトガル語、スペイン語、ベトナム語、タイ語、ネパール語、アラビア語など、さまざまな言語を話す人たちがいる。母語で診察する場合には、医療通訳者が必要である。その役割については次のチャートで説明する。

チャート3　医療通訳の役割

そもそも、医療通訳は「コミュニティ通訳」の一部である。コミュニティ通訳とは在住外国人を対象とした専門分野の通訳であり、司法、医療、行政、教育分野などに分類されるが、医療は日常生活と切り離せないものであるため、他の専門通訳分野とつながるケースも多い。患者は専門知識のない普通の人であるが、医療通訳者は専門知識がないと正確に訳すことができない。また、ただ言葉を置き換えるだけでは、患者の国にない医療保険や社会保障制度など伝えられないことがある。「自立支援医療」や「介護保険」「精神障害者保健福祉手帳」などの制度は母国になかったり、あったとしても運用が違うこともあるため、精度の内容を理解できるように必要な情報を補いながら伝える必要がある。

コミュニティ通訳者は合理的にわかりやすいように話をまとめて話すように要求される場面があるが、特にこころの病の場合は、医療通訳者が話をまとめることによって診断が異なるケースが生じるために、すべてを正確に訳さなければ正しい診断ができない。合理的ではない言葉の端々に病気を解くキーワードが隠されているかもしれないからだ。ここで大事なことは、通訳をする際に

医療通訳者の考えや意見を入れないことだ。本人の言うことを100％訳すことは，簡単そうに思えるかもしれないが，とても高い技術の必要なことである。また，医療通訳者にも大きなストレスになることを理解してほしい。

チャート4　医療の中の医療通訳者

医療現場で使う通訳者にはさまざまなバックグラウンドがあるが，大きく分けて以下の4つに分類される。また個人の資質については，ケースによって異なり言語によっても違いがある。

1) 言語通訳・手話通訳（会議通訳，通訳ガイド，企業通訳，放送通訳などの職業通訳）が医療通訳をする場合

通訳については慣れており，また言語レベルも高い。ただし，医療に関する通訳経験が少ない場合や，医療通訳に必要な専門用語や倫理についてのトレーニングを受けていない場合もある。その場合は医療者側に配慮が必要となる。

2) コミュニティ・外国人支援者が医療通訳をする場合

外国人の医療現場に同行したり，相談に乗ったりする中で支援者として言語を習得してきた人や，もともと言葉ができるが他の職業を持ちボランティアとして活動してきた人たち，自分も移民として苦労して日本語を習得して今は同国人の支援をしている人たちである。患者との信頼関係があり，患者に寄り添う力は強いが，言語通訳レベルにばらつきがあり，よく見極める必要がある。また，訓練を受けていない場合は，過剰な介入や擁護を行ったり，医療通訳が守るべき倫理（参考1）を知らない人もいるのでこの場合も注意が必要だ。

3) 医療従事者が医療通訳をする場合

医療従事者であり，尚且つ日本語以外の言語にも堪能な医療従事者もいる。英語のケースが多いが，最近ではその他の言語のできる医療従事者もおり，患者にとっては心強い存在である。また，言語のできる医療従事者がいる医療機関をリスト化して公表している行政も少なくない。ただし，言語レベルはさまざまであり，専門用語や読み書きは得意だが，会話が苦手だったり，医療分野の知識があるので，通訳の中に自分の見立てや意見がはいったりすることがあ

医療通訳士倫理規程

前 文
　医療通訳士は，すべての人々がことばや文化の違いを超えて，必要とされる医療サービスを受けられるようにコミュニケーションの支援を行う専門職であり，患者等と医療従事者がお互いを理解しあい，健康と福利の促進のために必要な信頼関係の構築に寄与することを使命とする。そのために医療通訳士は，自らの技術，知識，経験を最大限に活用する。
　医療通訳士が，専門職として広く社会に認識され，有意義な業務が行えるように，ここに倫理規程を定める。

条 文
１：守秘義務
　医療通訳士は，患者等と医療従事者に関する業務上知り得た情報を，外部に漏らしてはいけない。
２：正確性
　医療通訳士は，患者等と医療従事者の発言の意味するところを忠実に通訳するとともに，社会・文化・習慣・宗教などの違いを考慮し，良好なコミュニケーションの成立を図る。
３：公平性
　医療通訳士は，すべての人に対して公平に通訳を行う。また，患者等と医療従事者の会話の内容や状況を最もよく把握している存在であることを認識し，その立場を利用して特定の恩恵を被らない。
４：業務遂行能力の自覚と対応
　医療通訳士は，自己の業務遂行能力について自覚し，中立性を保てない場合や自らの能力を超える場合は，適切な対応を講じ，あるいはその業務を断ることができる。
５：知識・専門技術の維持・向上
　医療通訳士は，業務上必要な知識・専門技術を常に維持向上するように努める。
６：医療通訳環境の整備ならびに他専門職との連携
　医療通訳士は，医療従事者や社会に対して医療通訳士の役割を知らしめ，医療場面でのコミュニケーションが円滑に進むように通訳環境の整備に努める。また，医療従事者やその他専門職の役割を理解し，連携協働していく。
７：権利の擁護
　医療通訳士は，すべての人の尊厳と健康で文化的な生活を送る権利を尊重し，患者等の主体性を損なわない範囲でその実現に努める。
８：医療通訳士の自己管理
　医療通訳士は，自らのプライバシーの保護を行い，心身の健康保持と増進に努める。
９：専門職としての社会貢献
　医療通訳士は，公益を優先し，その能力は広く社会に役立てるために使われるものである。

参考1　医療通訳士協議会（JAMI）2011

る。医療通訳の中立性や正確性が担保されているかは見極める必要があるだろう。

4）バイリンガルの子どもが医療通訳をする場合

　子どものころから日本語と母語の2つの言語の中で暮らしているからといってバイリンガルになるとは限らない。しかしプライバシーのかかわる医療分野においては，他人ではなく家族に通訳を頼むケースは少なくない。患者が通訳者を信頼することは大切なのだが，子どもは通訳に必要な倫理や通訳訓練を受けていない。医療知識や専門用語に関する理解にも限界がある。医療従事者側に注意が必要である。また，子どもが医療通訳をする場合，子どもの年齢や性格，社会性を考慮して，頼んでいい通訳といけない通訳を医療従事者側が判断する必要がある。

　日本には現時点（2015年）で「医療通訳」に関する公的資格認定がない。したがって，日常会話程度ができるだけで，トレーニングを受けていなくても医療通訳者を名乗ることは違法ではない。ゆえに，医療現場では，さまざまな医療通訳者が混在していることを理解すべきである。

チャート5　精神科チーム医療において医療通訳者を上手に使うコツ

　次に医療通訳を使う時の，医療現場がすべきことと医療通訳者の上手な使い方，そして精神科チーム医療における医療通訳者との連携について論じる。
　まず，対話と問診が中心の精神科領域においては，医療通訳者をただの「翻訳機」として使うのではなく，チーム医療の一員と位置付ける必要がある。個人差はあるが，医療通訳者には言葉の置き換えをする以上に，さまざまなコミュニケーター，メディエーターとしての役割が存在する。まず，はじめに診察の現場をリラックスしたものにすることや患者と家族の精神科医療への偏見を取り除くこと，患者の文化，生活状況を知るものとしての情報提供を行うこと，社会資源を理解し活用を促すことなどが期待できる。ゆえに訓練された医療通訳者を適正な方法で使えば，外国人診療の文化的な差異についてもある程度解消できるのである。要はコツを学び，医療通訳者と信頼関係を築き，上手な連

携を図ることに尽きる。その場合，次のようなことがポイントとなる。

1）病院の所属ではない医療通訳者をはじめて使う時（はじめに）

まず，医療通訳者が精神科通訳を経験したことがあるかを確認してほしい。また，精神科領域における疾患に関しての基本的な知識があるかどうかも重要である。また，精神疾患に関しての偏見や恥の意識が通訳者にないかどうか，患者の言葉を改竄していないかどうか，注意が必要である。

2）役割を確認する

医療従事者と医療通訳者が通訳を介したやり取りの前に，互いの役割，期待，要求を理解する。基本的に医療通訳者の役割は通訳である。しかし，明らかに医療者と患者の間に病気に関する考え方の違いがあるときは，医師に注意を促す必要もあることなどは事前に両者で確認しておくことが望ましい。

ここで，倫理に関するトレーニングを受けていない医療通訳者には，そうした役割を求めることができないので，ここで医療従事者が医療通訳者の力量を見極めることも必要である。

3）事前情報の提供

専門職としての医療通訳者は常に準備を怠らず，通訳場面でベストを尽くす。そこで準備のために医療者から可能な範囲でよいので病状などについて，事前に情報提供されることが望ましい。情報があれば，病気についての基本的な知識はもちろんのこと，想定される医療用語などについても事前準備ができ，患者への接し方についても通訳者として配慮することができる。もちろん，医療通訳者には厳格な守秘義務が課せられている。

4）通訳者の意見を参考にする

当該言語で直接話を聞く医療通訳者には，言葉を正確に訳したうえで，それでも「違和感」のようなものが残ることがある。通訳の途中で，そうした違和感を伝えると，誰の言葉かわからなくなってしまうため，機会がなければ，「違和感」は医療通訳者の胸の中にしまわれてしまう。しかし，この「違和感」が通訳者のみにしかわからないものであった場合，医療者に伝えておく必要がある。たとえば，日本語ができないことは見ていてわかるが，母語についても

きちんと話せていない患者がいる。通訳の言葉を通してしまうと，なんとなく伝わり，逆に医療通訳者の日本語能力の問題と解釈される危険もあるだろう。ゆえに，可能であれば通訳が終わった後で，医療通訳者の「意見」も聞いてほしい。もちろん，医療通訳者は医師ではない。しかし，言語の専門家として患者の話し方や表情の中から，独特な言葉の伝え方や母語での言語運用能力など日本語でニュアンスを伝えられないことをキャッチすることができることがある。それを上手に医療者に伝えることにより，よい治療の参考になることが期待される。

5）精神科領域の医療通訳は難しいことを認識する

　まず，医療従事者が通訳を通して話すときは，誤訳を防ぐために，わかりやすい日本語で，ゆっくりはっきり話すこと。難しい専門用語や医師のみわかるような略語を使われても通訳に理解できなければ訳すことができない。わかりやすい日本語で話してほしい。

　その上で，精神科領域の医療通訳は，一般の診療通訳より難しく，特別な研修が必要な分野であることを理解すること。将来的に医療通訳を資格化するにしても，一般診療通訳に必要なレベルをAレベルとすると，精神科領域はその上に研修を積んで行うA＋レベルであると考える。しっかりと病気や症状を理解し，医療通訳者が憶測や先入観を持つことが危険であることや，症状が本人の努力とか考え方の問題でなく病気であることを理解していなければ，通訳できない。また，同時に知識だけではなく，精神的にタフであることが要求される。

　誰しも初めての道具を使う時は使い方のトレーニングをする。しかし，日本では医師をはじめとする医療専門職を育成する際に，医療通訳者を上手に使うためのユーザートレーニングはほとんど行われていない。その事実が，外国人医療の現場で医療通訳がなかなか活用されない原因ともなっている。是非医療機関で，医療従事者のユーザートレーニングを実施してほしい。すぐれた医療通訳者がいれば，外国人患者の治療とケアの不安は軽減される。医療通訳という仕事は，まだまだ日本では新しい専門職である。今後精神科領域で活動できる医療通訳者を育て，確保していく姿勢が外国人患者も含めて精神科領域にかかわるすべての人たちにのぞまれる。

文　献

弘前大学「やさしい日本語作成のためのガイドライン」http://human.cc.hirosaki-u.ac.jp/kokugo/ejgaidorain.html

水野真木子（2010）コミュニティ通訳入門．大阪図書出版．

サンドラ・ヘイル著，飯田奈美子編（2014）コミュニティ通訳——オーストラリアの視点による理論・技術・実践．文理閣．

村松紀子（2011）精神科医療場面での医療通訳について．日本社会精神医学会雑誌 20(4)．

村松紀子（2014）医療通訳士という仕事．大阪大学出版会，第6章．

神戸市看護大学国際フォーラム（2012）通訳を担うこどもたち——医療とコミュニケーション．医療通訳研究会．

4 保健師に相談する

川口　貞親

チャート1　保健師について

　保健師は，保健師助産師看護師法において，「厚生労働大臣の免許を受けて，保健師の名称を用いて，保健指導に従事することを業とする者」とされ，大学等において所定の教育を受け，保健師国家試験に合格して得られる国家資格である。

　一口に保健師と言っても，働く場所によって大きく行政保健師，産業保健師，学校保健師に分けられる。

　行政保健師には保健所保健師と市町村保健師があり，健康課題の領域に応じて役割を分担している。保健所保健師は主として，障害者，難病患者，結核，エイズ患者等への保健サービスを提供したり，毎年流行するインフルエンザや驚異的な感染症に対する危機管理など専門的な対応を担う。それに対して市町村保健師は，その市町村のすべての人が支援の対象であり，乳幼児，妊産婦，成人，高齢者の幅広い年齢層を対象とする。保健所保健師の方が担当する対象者は限定される。市町村保健師は市町村保健センターを拠点として，その地域において，健康づくりの立場から，母子保健や老人保健の事業を実践する。具体的には，乳幼児や妊産婦の家庭訪問，定期健診，がん検診，婦人検診の健診業務，生活習慣病予防や重症化を防ぐための個別保健指導，感染症予防のための予防接種事業，高齢者宅を訪問して介護サービスや地域の保健サービスの情報の提供，かかりつけ医療機関との連絡調整など多様化している。保健所や市町村において，どの業務に重点が置かれているかは，それぞれの地域の人口動態や抱えている健康問題によって異なる。全国的には母子保健，生活習慣予防，

介護予防に関する事業が活発に行われていると言えよう。

産業保健師は産業保健分野のコーディネーターとして、産業医や労働安全スタッフとともに企業で働く労働者の健康管理・健康増進の事業を行っている。最近では生活習慣病やメンタルヘルスについての対策が重要視されてきている。

学校保健師は学校に通う児童、生徒、学生および勤務する教職員の健康管理・健康増進にあたっている。初等・中等教育にて同様の業務を行う保健室の先生として知られる養護教諭は、大学の教育学部などでも養成が行われている。

平成25年の統計によると、全国で保健師として働いている者は57,112人で、毎年少しずつではあるが増えてきている。就労場所別では、市町村に勤務する者が26,538人で最も多く、全体の約47％を占めている。次いで診療所9,398人、保健所7,457人、病院5,115人、事業所4,119人となっている。市町村と保健所を加えた行政保健師は就業保健師全体の約60％を占めている。保健師をイメージした時に検診、訪問、保健指導の印象が強いのはこのためであろう。

そこで本稿では行政保健師（以下、保健師と略す）のことに絞って解説することにする。

保健師の役割は、地域住民の健康生活を包括的に支援することである。支援する対象の中に外国人が含まれることは言うまでもない。保健師が保健活動において最も外国人と関わっているのは母子保健の事業である。いわゆる妊娠・出産・子育てにまつわる内容である。具体的には乳幼児健診、予防接種、新生児訪問、妊娠届け出時の対応、電話相談などである。これらは問題を抱えている対象だけでなく、健康上の問題を抱えていない対象に対しても支援が行われているものあるため、保健師が外国人に関わっている事業の中で最も支援する頻度が多くなっている。では精神保健の業務についてはどうであろうか。実際のところ、精神保健の業務は他の業務と比べてあまり件数は多くない。

チャート2　知ってほしいこと

保健師が行う精神保健に関する業務は、「相談」「訪問」「危機介入」に分類できる。

「相談」とは、本人や家族等から電話、面接等によって専門的な相談を行うことである。場合によっては、医師による相談の時間が設けられていることも

ある。地域の実情に応じた体制で行い，精神保健福祉に関する相談を行う。相談内容としては，心の健康相談，診療を受けるにあたっての相談，社会復帰に関する相談，思春期，認知症，アルコール，引きこもり等に関するものが挙げられる。

「訪問」とは，本人や家族に対して，居宅を訪問し専門的な支援を行うことである。訪問は原則として説明と同意のもとに行うことになっている。訪問での支援の内容は，医療の継続支援，受診相談や受診勧奨，生活指導，社会復帰援助，家族が抱える問題等への支援がある。

「危機介入」とは，措置入院（強制入院）等に関する調整などを行う。

これらは精神保健福祉士と連携し，役割分担しながら業務を遂行していく。いずれの場合も利用者の負担は無料で行われる。

外国人に対しても日本人と同様の支援業務が行われる。外国人が対象であるからといって，差別されることがあってはならない。外国人であっても，日本人であっても平等，公正に支援を受けることができる。ただ，外国人であるがゆえに言葉や文化的背景の違い等から，保健師の業務がスムーズに行えず，中には困難に陥ってしまうケースもある。

一口に外国人と言っても，いろんなタイプの外国人が在住している。国や地域によって言葉や文化が異なり，保健師による支援も簡単ではないことがある。

外国人を対象とする精神保健の業務が少ないのは，「相談」「訪問」に至るケースがまだまだ少ないことによる。本人や家族等から保健師に連絡があり，相談もしくは訪問することができれば，その事例のことを把握することができるので，継続して支援を実施したり，受診を勧奨し医療機関を紹介することができる。保健師の精神保健に関する業務は，保健師自身が対象のことを把握できないとアプローチができないので，いかにして対象のことを把握するかがポイントになる。

チャート3　ではどうアプローチするのか

保健師とはどのような職種で，社会的にどのような役割を果たしているのかについて，外国人に理解してもらう必要がある。県市町村によっては，外国人

向けの相談窓口を設置しているところもある。英語だけでなく，地域での外国人の状況に合わせて，スペイン語，ベトナム語，中国語などに対応できる職員を配置しているところもある。相談窓口での相談内容は，生活全般に関するもので，社会保険，就労，婚姻，学校，住宅，法律，健康，近所とのトラブルなどさまざまなことについて相談することができる。この相談窓口で心の健康問題についても相談することができる。各県や政令指定都市にある精神保健福祉センター（もしくは精神医療センター）などでは，心の問題に限った相談窓口がある。相談窓口では生活に関するいろんなことについての情報提供も行っているので，外国人が日本で上手に生活していくための情報がたくさんある。心の問題を外国人本人や家族が抱えた時に，いきなり精神科や心療内科を受診するには抵抗がある場合も少なくないので，まずはこの窓口を通して，保健師に相談することはとても有効であり，保健師から医療機関を紹介してもらえたり，保健師による定期的な訪問をうけることも可能である。この窓口を外国人が有効に活用してもらえるように，周りの者がしっかりと情報を提供してあげることが大切である。保健師には，外国人のコミュニティに入り込み，保健師のことを知ってもらえるような活動を積極的に行っていくことが求められる。また，保健師は外国人を支援しているNPOなどの団体と連携していくことも求められる。

チャート4　よくみられる支援例

　ベトナム人女性，45歳のAさん。現在は神戸市に在住。15歳の時に本国から家族とともに小さなボートにて出国。日本に来て姫路定住促進センターにて数カ月を過ごし，その後神戸市に移った。電気関係の工場でずっと仕事をしている。30歳の時に，仕事先で知り合ったベトナム人男性と結婚。現在は夫，中学2年生の息子と3人暮らし。日本語の読み書きはある程度はできるが，日本語がそれほど得意というわけではない。夫との会話はベトナム語だが，息子との会話はベトナム語と日本語が半々。宗教はカトリックで，日曜日には毎週自宅近くにある教会のミサに参加している。日常生活において何か困ったことがあれば，夫，周りにいるベトナム人，ベトナム人を支援するためのNPOの職員，教会の神父に相談している。日本に来てから，風邪を引いた時や出産時に病院にかかったことはあっても，健康上の問題はほとんどなかった。

　息子が中学生になって，中学校のPTAの役員をするようになった。小学校

の時はPTAにかかわることは全くなかったが，中学校ではPTA役員のなり手がなかなかおらず，最終的にはくじ引きで決まってしまった。Aさんは積極的にPTA役員を担当したいと思っていたわけではなく，反対にこれまで経験がないことから担当することについては消極的に考えていた。くじ引きで決まってしまったために仕方なく引き受けることにした。それまでの日本人との付き合いは会社や教会を通しての交流がほとんどであり，子どもの学校関係での交流はなかった。しばらくの間はAさんなりにPTAのことを頑張っていたが，もともと日本語が得意というわけでもなかったので，他の母親や中学校の先生との交流がおっくうになり，PTAのことを負担に感じるようになった。その頃から，Aさんはしだいに夜眠れなくなり，食事も喉を通らないようになってきた。家の中でふさぎ込むことが多くなった。家の中にいても，食事を作ったり，掃除洗濯をしたりという家事もできなくなってきた。何事についても意欲がなくなってしまい，PTA役員の仕事は全くできなくなってしまった。仕事も休みがちになった。毎週楽しみにしていた教会のミサにも顔を出さないようになってきた。Aさんは「自分がもっと頑張らなければいけない。自分はもっとしっかりしなければならない」と自分に言い聞かせるようにしていたが，みじめな自分のことを考えると涙があふれてきた。「もう自分なんかいないほうがいい」と思うようになり，包丁を手に持ち，ボーっと立ちすくんでいるのを夫に発見された。慌てた夫は誰に相談して良いのかわからなかったが，自分たちベトナム人のことをいつも気にかけてくれているNPO職員に助けを求めた。連絡を受けたNPO職員が，Aさん宅を訪問してきた。AさんははじめのうちはほとんどNPO職員と顔を合わせることを嫌がっていたが，夫やNPO職員の再三の説得に応じて，Aさんは今の自分の状況を説明した。NPO職員は事情を把握し，神戸市の近隣の保健センターに連絡し，Aさんのことを相談した。保健センターでは保健師が対応してくれて，すぐにAさん宅に駆け付けてきた。保健師はAさんがメンタルの問題を抱えていると判断し，精神科病院への受診を勧めた。Aさんは精神科病院への受診を拒否していたが，保健師，NPO職員に付き添われて受診するに至った。うつ病と診断された。Aさんは1カ月間の入院期間を終えて退院し，その後仕事にも復帰した。PTAの役員については，Aさんが担当する仕事量を減らしてもらい，中学校の先生や周りの母親のサポートを得ながら，Aさんなりに頑張っている。保健師は今でも時々Aさんのもとを訪れ，病状や服薬の状況を把握し，スムーズに生活を送れているかの確認を行っ

ている。

　この事例のポイントは，いかに早く専門の病院に受診してもらうかである。日本人であっても，心の病気に対しては偏見があったり，知識が不足していたりして，受診が遅れがちになることは比較的多い。外国人の場合はその出身国や地域によって，心の病気というものに対して日本人とは違った価値観を持っていることが考えられ，そのために受診行動が遅くなってしまうことも推測される。さらに，心の問題で困った際に誰に相談したらよいのか，なかなかわからないということもあろう。本事例は NPO 職員を通して保健師に相談し，スムーズに受診できた事例である。受診するまでに時間がかかればかかるほど，症状が悪化してしまうことも少なくないので，早く専門家に相談することが求められる。保健師に相談するメリットとして，保健師は日本のどの地域であっても担当の保健師が存在しているということ，地域住民からの相談には応じてくれるということ，必要に応じていろんな関係機関との連絡調整をしてくれるということ，相談や訪問には一切料金が発生しないということが挙げられる。これは心の問題に限らず，健康上のことであれば同様である。外国人をサポートするためには，いかに保健師を活用するかが重要である。そのためには，外国人に対して，健康上の問題で困ったことがあれば，保健師にすぐに相談してもらえるように周知を徹底していくことが当面の課題である。

文　献

森山幹夫編（2014）看護データ 2014 年版．日本看護協会出版会．
橋本秀実，深堀浩樹，伊藤薫ほか（2010）三重県保健師の在日外国人への保健活動．三重県立看護大学紀要 14, 9-26.
山下正，松尾博哉（2012）保健師による外国人への母子保健サービス提供の現状と課題——愛知県の市町村に勤務する保健師へのアンケート調査の分析から．国際保健医療 27(4), 373-379.
奥野ひろみ，五十嵐久人，成田太一ほか（2012）長野県内市町村保健センターにおける在日外国人母子への支援に関する研究．小児保健研究 71(4), 518-525.
前野有佳里，野元由美，高木幸子ほか（2012）市町村における保健師の在日外国人に対する保健活動の現状（第 1 報）——母子保健活動を中心に．こころと文化 11(2), 199.
阿部裕（2006）精神科クリニックの多文化外来にみる在日外国人の精神保健の問題と対策．保健師ジャーナル 62(12), 1004-1008.

5 精神保健福祉士に相談する

原口 美佐代

チャート1　精神保健福祉士とは

　精神保健福祉士（PSW = Psychiatric Social Worker）とは，精神保健福祉士法（平成9年12月19日法律第131号）を根拠法として，1997（平成9）年に誕生した精神保健福祉領域のソーシャルワーカーの国家資格である。

　日本における精神保健福祉の状況については，精神障害者の長期入院や適切なリハビリテーションと地域精神医療体制があれば退院可能ないわゆる「社会的入院」と呼ばれる人々の問題等が指摘されてきた。このような緊急の課題となっている精神障害者の社会復帰を促進するためには，精神障害者が社会復帰を果たす上で障害となっているさまざまな問題を解決する必要がある。そのためには，医師等の医療従事者が行う診療行為だけではなく，退院のための環境整備などについてのさまざまな支援を行う人材の養成・確保が不可欠だと考えられた。それまでは，精神科病院において精神科ソーシャルワーカーが，精神障害者の退院や生活のための相談援助を行ってきたが，精神障害者の社会復帰を促進するに当たって，その役割の重要性が認識され，必要な人材と資質の確保を図るため，精神保健福祉士の資格が強く求められるようになった。このような経緯から，精神障害者の保健及び福祉に関する専門的知識及び技術をもって，精神障害者の社会復帰に関する相談援助を行う者として，精神保健福祉士の資格制度が創設されることとなったのである。

　精神保健福祉士法案は，第140回通常国会に提出され，第141回臨時国会における議論を経て，1997（平成9）年12月12日に成立し，1998（平成10）年4月1日に施行された。精神保健福祉士の資格を取得するためには，保健福祉

系4年生大学で指定科目を履修する，4年生大学の卒業後に精神保健福祉士指定養成施設を卒業する等の教育課程を終えたうえで，精神保健福祉士国家試験に合格し，登録することが必要であり，受験資格については精神保健福祉士法第7条に規定されている。その後，「精神保健福祉士の養成の在り方に関する検討会」において，2010（平成22）年3月に「精神保健福祉士養成課程における教育内容の見直しについて」の報告がとりまとめられたことを踏まえて，2011（平成23）年8月に精神保健福祉士法施行規則等の一部改正が行われ，2012（平成24）年4月から養成に係る教育内容の充実や教育時間数の拡充が図られることとなった。

　精神保健福祉士法は，精神保健福祉士の資格を定めて，その業務の適正を図り，もって精神保健の向上及び精神障害者の福祉の増進に寄与することを目的としている（法第1条）。精神保健福祉士は，精神保健福祉士となる資格を有する者が，所定の事項について登録を受けることにより（法第28条），精神保健福祉士の資格を取得することができる。精神保健福祉士は精神保健福祉士の名称を用いて，精神障害者の保健及び福祉に関する専門的知識及び技術をもって精神科病院その他の医療施設において精神障害の医療を受け，又は精神障害者の社会復帰の促進を図ることを目的とする施設を利用している者の地域相談支援の利用に関する相談その他の社会復帰に関する相談に応じ，助言，指導，日常生活への適応のために必要な訓練その他の援助を行うことを業とする者（法第2条）とされている。精神保健福祉士法に基づく名称独占の資格であり，資格を有する者は，精神保健福祉士の名称を用いてこれらの業務を行うことができるのである。公益財団法人社会福祉振興・試験センターの発表によれば，精神保健福祉士の登録者数は，2015（平成27）年3月末日現在で，67,896人となっている。従来は，精神科ソーシャルワーカーとして活動してきた精神保健福祉士であるが，現在では，支援の対象者は精神障害者にとどまらず，活動の場も精神科病院等の医療機関だけでなく，「障害者の日常生活及び社会生活を総合的に支援するための法律」に定められた障害福祉サービス事業所，福祉行政機関，司法施設，介護保険施設，地域包括支援センター，教育機関等多岐にわたっている。

チャート2　精神保健福祉士に相談する

　では，実際に外国人から精神保健福祉に係る問題について相談を受けた時に，精神保健福祉士にどのように相談すればよいのだろうか。

　精神保健福祉士との連携について，特定非営利活動法人が運営する日本で暮らす外国人を対象に生活相談を行っている「外国人相談支援センター」で相談員として仕事をしているX相談員が対応した仮想事例を題材に，以下考察したい。

● 事例：医療に結びつける支援

　Xさんは，特定非営利活動法人が運営する日本で暮らす外国人を対象に生活相談を行っている「外国人相談支援センター」で相談員として仕事をしている。ある日，10年前に日本で暮らす同国人との結婚を機にアジア圏の国から来日したAさんが，外国人相談支援センターにやってきた。Aさんは，これまでにも何度か，市役所での手続や子育てについて相談するためにセンターを訪れたことがあり，X相談員はその際に対応したことからAさんと面識があった。X相談員は，今回相談に来たAさんの表情を見てこれまでとは様子がちがっているように感じた。以前は穏やかに話をしていたAさんが，対応したX相談員に興奮した口調で，「最近，悪い人に命を狙われている。このままだと私の家が爆破され，家族全員が殺されてしまう。私と家族の命を助けてほしい」と話を始めた。X相談員は，Aさんの話の内容に驚いてとまどいを感じながらもAさんの訴えをていねいに聴くように努めたが，話を聴けば聴くほど，Aさんの話は一般的に考えて実際に起こるはずがないように感じた。しかし，不安で夜も十分に眠れないと訴える目の前のAさんは，疲労困憊している様子で，X相談員は，Aさんが何らかの精神的な病気にかかっているように感じ，医療機関で受診した方がいいのではないかと考えた。病院へ行ったかどうかをAさんに尋ねたところ，Aさんは，「私は病気じゃないから，病院に行く必要なんかない。私が夜眠れないのは，悪い人が私に向けて電波を飛ばしているからだ」と怒りを表した。X相談員は，Aさんにとって少しでも早く精神科病院等の医療機関で受診した方がいいと思ったが，そのことをAさん本人にどのように伝えればいいのかわからず，また，病院での受診を助言してもAさんが病院に行くことを拒否するのではないか，怒ってますます状態が悪化するのではないかとの不

安を感じ，どう対応すればよいかわからなくなってしまった。

　医療に結びつける支援すなわち受診の支援が必要となる相談は，必ずしも，最初から受診したいので支援してほしいという相談者本人からの依頼で始まるとは限らない。むしろ，この事例のように，支援者が本人からの相談を聴く中で，精神科病院等の医療機関で受診した方がいいのではないかと感じる場合も多い。また，本人からの直接の相談ではなく，家族や知人，隣人など周りの人が本人の言動を心配したり，あるいはその対応に困って相談に訪れるというケースも多く，その場合には本人の意向に反した相談支援となってしまうリスクを含んでいる。支援者が，精神科病院等の医療機関で受診した方がいいと感じた場合でも，そのことを本人やその家族等にどのように伝えればいいのかわからなかったり，相談者が拒否したり，怒ったりするのではないかと心配になる等いろいろな難しさを感じることも多いと思う。

　このような場合には，遠慮せずに，県や市にある精神保健福祉センターの相談対応窓口や保健所の精神保健福祉相談員，あるいは地域の精神科病院やクリニックの相談室に配置されている相談員に相談してみることが有用であると考えられる。精神保健福祉士は，これらの機関に相談員やソーシャルワーカーという名称で，専門職として配属されている場合が多い。X相談員からの相談を受けた精神保健福祉士はソーシャルワーカーとして，Aさん本人だけでなく，支援者であるX相談員の不安な気持ちや状況も十分に受け止めた上で，必要に応じて精神科の医師等と連携しながら，Aさんの病気の有無や受診の緊急性などについて判断し，受診が必要な場合には，Aさんを医療機関につなげるためのアプローチの方法について，助言してくれることが期待できる。具体的には，Aさんからの相談内容や不安，不眠，食欲不振などの心身の不調のサインをどのようにとらえ，支援者であるX相談員がどのようなことに留意しながらAさんに対応すればいいかについてXさんと一緒に考え，助言を与えてくれるであろう。直接受診の支援ができない場合でも，Aさんを専門相談機関につなぐことができれば，その後は，その機関の精神保健福祉士が，Aさんの受診に向けての支援を行うこととなる。受診につながった後には，医療機関の精神保健福祉士が，患者であるAさんに寄り添い，病気の治療だけでなく，医療費の負担や生活上の経済的な問題，住居，子育てや仕事その他生活全般に関わるAさんが抱える課題について，Aさんを中心に関係諸機関と連携して支援を行うこと

となる。

チャート3　精神保健福祉士の活動の場と活動の内容

　次に，精神保健福祉士に相談する際の参考として，精神保健福祉士が専門職としてどのような分野で活動しているのかについて概説する。

　精神科病院や精神科診療所といわれる医療機関では，医師をはじめとする他の専門職とのチーム医療において，受診前の相談から受診時のインテーク（初めて医療機関を訪れた人に対して，どういう相談内容を抱えているか等の事情を聴くために行う最初の面接），外来患者に対する相談援助，入院中の相談援助，退院時の援助，退院後の社会復帰に向けての援助等を担っている。さらに，精神科デイケアにおいては，精神障害者が地域で自立した生活を送るための援助や精神障害者に対する地域住民の理解を啓発し，支援の連携を広げるための活動を行っている。医療機関以外では，行政機関である地方自治体の障害福祉課，精神保健福祉センター，保健所，学校等教育現場におけるスクールソーシャルワーカー等として活動し，就労支援の分野では，「障害者の雇用の促進等に関する法律」に基づく職業リハビリテーション施設や「障害者の日常生活及び社会生活を総合的に支援するための法律」に基づく就労支援施設，さらには，自殺防止対策に係る相談機関等での電話相談などの活動を行っている。このように活動の場は多岐にわたるが，精神保健福祉士の専門性として共通して言えることは，他職種，他機関との連絡調整役すなわちコーディネーター役を担っているという点である。

　このように，従来は，精神保健福祉士は，主として医療・保健・福祉の分野で活動してきたが，現在ではそれだけにとどまらず，教育，労働，司法等の多様な分野へと拡大している。その主たる理由として，精神保健福祉士が支援する対象者が，さまざまな精神保健福祉上の課題をもつ人々に広がってきていることが考えられる。そのため，精神保健福祉士がソーシャルワークの実践において関わっている支援の具体的な展開についても，①受診支援，②入院支援，③入院中の相談援助，④退院支援，⑤地域における社会生活上の相談援助，⑥日常生活の訓練，⑦経済的な問題についての相談援助，⑧家族に対する相談援助，⑨家族関係の調整及び相談援助，⑩人権の擁護，⑪地域社会における連携と連絡調整，⑫ボランティア等地域の人的資源の育成と活用，⑬社会資源の開

発, ⑭関係機関との連絡調整等さまざまなものをあげることができる。このことは, 精神保健福祉士法に規定されている業務内容だけにとどまらず, さまざまな生活課題を抱える精神障害者が地域で生活していくための支援や, 外国人を含め援助を必要とするすべての人のライフサイクルにおける精神保健福祉上の課題に対応することが求められていると言うことができる。

　精神障害者の特性として, 疾患と障害の並存があげられる。精神疾患による幻覚・妄想, 倦怠感, 不眠, 焦燥感等は, 外出, 対人コミュニケーション等他者との交流, 就学・就労, 余暇活動など精神障害者の日常生活のさまざまな場面に影響を与えてしまうことが多い。そのため, すでに述べたように相談の内容も医療から社会復帰, 生活相談まで多種多様である。このような状況にある相談者に対して, 一つの機関だけですべての支援を行うことは困難であることから, 行政が設置するフォーマルな機関から, 地域のボランティアといったインフォーマルな人的資源まで, 精神保健福祉士には多岐にわたる社会資源との連携が求められる。その際, 精神保健福祉士が担う役割として, 相談者を中心に相談者にとっての最大の利益となる支援を展開していくために, 各機関の特性や提供できるサービスの限界, 多職種が担う専門性等を十分に理解した上で, 関係機関との協力や連携をコーディネートしていく能力が求められる。各機関に所属する精神保健福祉士は, それぞれの所属機関の枠組みや職務上の立場に立ちつつも, 同時に相談者の立場にも立って, 相談者自らが主体的に問題の解決に向かって取り組めるように関係機関と連携して支援を展開していくのである。

チャート4　まとめ

　外国人であっても, 日本人と同様にライフサイクルにおけるさまざまな場面で精神保健福祉に係る課題に遭遇することは当然であると言えよう。支援の対象者が外国人である場合には, 支援の過程において利用する制度・社会資源の検討だけでなく, 外国人であることから生じるプラスの課題すなわち, 在留資格の有無と種類, 文化的背景のちがいや日本語運用能力の不足が原因でおこる社会的な差別や排除, 権利侵害等の生活上の困難についても十分に検討し, 必要とされる支援や援助方法, 支援の展開における留意点について考える必要が

ある。本国への帰国の可否や帰国についての本人の希望を考慮しなければならない場合もあれば，通訳との連携についても大切な課題となる。

　外国人の支援に係るもしくは，外国人とさまざまな活動を共にする方々にとって，本人から直接にあるいは関係者から間接的に，外国人についての精神保健福祉に係る相談を受けることがあるかもしれない。それには，事例にあったような「受診の支援」に係る問題だけでなく，さまざまなものが考えられる。治療が中断してしまった場合の「治療継続支援」，経済的問題を解決するためあるいは地域で安定した生活を送るための「福祉サービスの利用支援」，住むところを探してほしいとの「居住支援」，仕事に就きたい等の「就労支援」さらには，成年後見制度の利用等の「権利擁護に係る支援」，「児童虐待」，「家庭内暴力」，「不登校」，「ひきこもり」，「他害行為」，「地域での迷惑行為」等さまざまな相談，問題への対応を求められるかも知れない。その時には，外国人だから特別と捉えるのではなく，精神疾患や精神障害が原因でさまざまな課題を抱え，自助努力だけでは解決することができない外国人が，地域の住民として暮らしていると捉えて，ぜひとも精神保健福祉士の存在を思い出して，積極的に相談していただければと思う。精神保健福祉士の行う支援の到達目標は，精神障害者の抱える生活問題や社会問題の解決のための援助や，社会参加に向けての支援活動を通して，その人らしいライフスタイルの獲得であると言える。精神障害を有する外国人が，日本で言語や文化的背景のちがいなどさまざまな制限を受けながらも，少しでも自らが望むその人らしいライフスタイルを獲得するために連携して支援を行うことができれば幸いである。

引用，参考資料，文献
「知ることからはじめよう　みんなのメンタルヘルス　総合サイト」厚生労働省
　　http://www.mhlw.go.jp/kokoro/nation/psw.html
『精神保健福祉士国家試験』　公益財団法人社会福祉振興・試験センター
　　http://www.sssc.or.jp/seishin/shikaku/index.html
公益社団法人日本精神保健福祉士協会 HP
　　http://www.japsw.or.jp/
柏木昭，荒田寛，佐々木敏明編（2009）これからの精神保健福祉——精神保健福祉士ガイドブック．へるす出版．
日本精神保健福祉士養成校協会編（2014）新・精神保健福祉士養成講座5　精神保健福祉の理論と相談援助の展開Ⅱ．中央法規出版．

日本精神保健福祉士養成校協会編（2014）新・精神保健福祉士養成講座7　精神障害者の生活支援システム　第2版．中央法規出版．

日本精神保健福祉士養成校協会編（2013）新・精神保健福祉士養成講座8　精神保健福祉援助演習（基礎・専門）．中央法規出版．

6 心理士に相談する

鵜川 晃・野田 文隆

　医療機関の心理士の役割として，来院された患者さんの初回面接を行い必要な情報と見立てを医師に伝えるということがある。移住者・難民の初回面接の際にどのような点に気をつけて面接を行うべきかについて，ここでは述べる。

チャート1　初回面接の導入

　精神科の診断のためには，初回面接は極めて重要である。過不足のない面接ができれば，診断に至る「見立て」も容易となる。また，治療，処遇を考えていく上でもそこで得られた情報が大きなサポートとなる。精神科にやってくる多くの患者は不安や焦燥感を持ち，中には，不穏な人もいる。初回面接は長ければよいというわけでない。相手のペースに巻き込まれて聞くべき情報をとり漏らすことがあってもいけない。与えられた時間の中でいかに最大限の情報をひきだすかが，初回面接の技術となる（野田，2014）。

　この初回面接は概ね50分ほどの時間の中で，網羅的に質問し患者の全体像を摑んでいくという普通の心理面接とは違うスキルが必要である。ここで心理士が聞きたいことだけ聞き，悩みを受け止めてもらえたという実感が患者に得られなければ，「何もしてもらえない」という思いを抱かせたまま，医師の診療を受けることになってしまう。この短い時間内で，傾聴・共感の原則を踏まえながら情報を収集し，患者とのラポールを構築することが初回面接における重要なスキルとなる。

1）予診票の記載

　初回面接を行う前，おおまかな情報を得るために，患者には予診票（資料1）

予　診　票（例）

氏　　名：　　　　　　　　　　　　　　　性別：男性 ・ 女性 ・ その他

生年月日：　　　年　　月　　日【　　歳】

住　　所：　　　　　　　　　　　　電話番号：

保　　険：あり【国保　社保　生保　その他（　　）】・ なし
　　　　　▶無保険の場合の支払い者【　　　　　　　　　　　　　　　】

自立支援医療：あり ・ なし

国籍もしくは出身国：

在留資格：難民認定申請者　条約難民　在留特別許可　仮放免　永住者
　　　　　定住者　特定活動　日本人の配偶者　永住者の配偶者
　　　　　就労活動　研修　留学　就学　その他（　　　　　）

来日時期：　　　年　　月（もしくは滞在期間：　　　　　　）

言　　語：英語　フランス語　中国語（　）　ペルシャ語　スペイン語
　　　　　ポルトガル語　ミャンマー語　韓国語　その他（　　　　　）

日本語能力：流暢 ・ 日常会話程度 ・ 簡単な会話程度 ・ ほとんど出来ない

支援者情報：なし【現在の生活状況　　　　　　　　　　　　　　　】
　　　　　　あり【個人・団体名　　　　　　　　　　　　　　　　】

現在困っていること：

医療機関に期待していること：

診 断 名：わからない ・ あり（　　　　　　　　　　　　　　　）

既 往 歴：なし ・ あり【病院名（　　　　　　）通院期間（　年　ヶ月）】

薬物療法：なし ・ あり【薬物名　　　　　　　　　　　　　　　　】

入 院 歴：なし ・ あり【病院名（　　　　　　）入院期間（　年　ヶ月）】

紹 介 状：なし ・ あり【病院名（　　　　　　）医師名（　　　　　）】

カウンセリング希望：なし ・ あり ・ カウンセリングのみ希望

予約日時：平成　　年　　月　　日　　時〜

資料1

を記載してもらう。予診票を記載することで，患者も自身が困っていることを整理し，医療機関に対して何を期待しているのか明確にすることができる。また移住者・難民の診療において，在留資格および保険の有無，保険がない場合の支払いについては，丁寧に確認しておく必要がある。

2）面接の導入

　誰でも初対面の人には緊張するものであるが，患者は特に神経質になっていると考えて面接に入るほうがよい。と同時に，面接では自分を鎧う傾向が見られる。無言，寡言，落ち着きのない視線，あるいは攻撃的なしぐさなどはそういう心理の表出である。つまり面接は患者側から面接者側へのある種の「敵対感情」から始まると思っていたほうがよい（もちろん，患者が願って面接に来る場合などの例外はあるが）。相手の不安や敵愾心を和らげるには，面接者側の「自分は安全である」というサインの表明が必要である。それには，まずきちんと視線を合わせ，「どのようにお力になりましょうか」というメッセージを送ることである。面接者に不安や怖れがあれば，相手も不安定になる。大切なことは相手の感情につられて自分も神経質になってしまわないように，自分の中に余裕を築いておくことである（野田，2014）。

　また初回面接では座席の位置取りが大切である。患者を部屋の奥に座らせ，「逃げられない」ような心理状況をつくるのは得策ではない。面接者が接近しすぎてもよくない。相手にとって安心できる距離をとり，追い詰めないセッティングを作り，相手が自分の空間を確保している感覚を持たせることが重要である。その心の余裕が「話せる」雰囲気を醸しだすものである。加えて，面接では最初から家族や情報提供者を同席させる場面をよく見かけるが，よほどの困難がないかぎりはまず患者本人を面接すべきである。本人からの情報の不十分な部分，もしくはより客観的な情報を補う意味で，後に他者を導き入れることは大切であるが，まずは本人の現実に触れることが肝心である（野田，2014）。

　初回面接において自己紹介なしに診察に取りかかる人もいるが，これは基本的に誤りである。初対面の時は誰しも自己紹介するように，「○○さんですね，私は××と申します」と相手への敬意を表することは，面接の皮切りとしては極めて大切なことである。医療者であることは，それだけでも患者に威圧感を与えていることが多い。名前も名乗らない人が突然自分を面接しはじめてもそ

の無礼を咎めることができないのが現実である。その報復は「心を閉ざす」ことによって行われると銘記しておいてほしい（野田，2014）。

3）通訳（医療通訳士）の活用

　移住者・難民の診療において言葉の壁はつきものである。患者の意図を十分にくみ取り診療を進めるためには，患者と医療者の仲介者である通訳者を用いる必要がある。近年，厚生労働省は医療通訳士の国家資格化やコミュニティ通訳の養成を進め，臨床での積極的な導入を試みている（パートⅢ　こころの支援者や団体を活用するコツ　③医療通訳を使う　参照）。しかしながら，現場では患者のこどもや，医療知識を持たない語学が堪能な友人・知人が通訳を行っている姿が多く見られる。さらに患者はできれば自分で困りごとを伝え，医療者の助言を理解したいと考えている。ゆえに，面接では専門用語を用いず，かみ砕いた表現を使い面接を進めていくことが重要である。

　通訳者を用いる際は次のことに留意し面接を進めて欲しい。

① 座席の位置

　通訳者は患者の直ぐ横，あるいは斜め後ろに寄りそう形で坐るのが良い。力関係の点で上位にある医療者の前で患者が安心して話せるようにするためである。

② 面接の前後

　面接の前後で10分ほど通訳者との打ち合わせの時間を取る。面接前は，通訳者と医療者がラポールを構築する時間とし，面接後は通訳者の気づきに耳を傾ける時間とする。それにより，言葉の媒介の背景にある情報を得ることができる。

③ 面接中

　「パートⅡ　立場で違うこころの問題2　難民・難民認定申請者では」の項で詳しく述べているが，面接中，健康や医療に関する文化的・社会的な違いによって，誤解，偏見が生じてコミュニケーションが円滑に進まなくなってしまうことがある。その時は，通訳者に文化的な補足や説明を依頼し，両者の相互理解を深めることを意識することも大切である。

チャート2　初回面接（インテイク）の技法

　ここでは医療機関の心理士が来院した移住者・難民の初回面接を行う際の要領を提示する。

1）よく見る

　目の前にいる患者の姿，話し方，振る舞い，反応などは精神科的判断にとって極めて重要である。身だしなみがきっちりしている場合とすえた臭いがするほど汚い場合では，診断的印象が変わってくる。後者は統合失調症を強く疑わせる要素にもなる。服装のバランスも適切さを判断する要素になる。夏なのにセーターを着てきたり，天気なのに雨合羽をきているような「不適切感」は精神病症状によくみられる（野田，2014）。

　また，話し方でも「まとまりがある」か「まとまりがない」も大切なポイントである。まとまりがない場合，それは知能的なものか，発達障害を疑うべきものなのか，それとも「滅裂的」なものか，抑うつによる「制止」によるものかなど判断しなければならない。

2）主訴を聞く

　「いま，一番困っていることは何ですか？」とか「何か心配なことはありますか？」といった質問で主訴を尋ねる。一般に神経症的な患者は「眠れないんです」など，心の問題に焦点をあて訴えてくる。しかしながら，移住者・難民らは，「お金がなくて困っています」，「母国に残してきた家族のことが心配なんです」など心の問題の周辺にある現象を訴えることが多い。その場合，「ここは心の問題を扱う医療機関です。私たちに何かして欲しいことはありますか？」というように問い掛けていくと，「眠れるようにして欲しい」などの訴えを聞くことができる。そこから，「心の問題で他に困っていることはありますか？」と尋ねていけばよい。

　また，精神病的な患者の特徴は，周りの人々の訴えと本人の訴えが食い違うところにある。本人には病気という意識がなく，周囲が「おかしい」と認めている状況から来るものである。例えば，周囲の人々は「本人が夜になると怒鳴っている」と訴えても，本人は「周りがうるさいから怒鳴っている」と訴えたりする。ここからは，本人には幻聴がうるさくて，それに答えてどなっている

状態が類推できる。また，特に困ったことはない，と問題性を否定することが多いものである。その現実把握のアンバランスから「病態」を読むことができる。その意味で，主訴があるかのかないか，主訴は何なのかを質問することは面接のスタートとして極めて重要な作業である（野田，2014）。

3）現病歴を聞く

「一体いつから眠れないと感じ始めましたか？」，「仕事の能率が落ち始めたのはいつからですか？」，「イライラするとのことですが何か思い当たるきっかけはありましたか？」というふうに主訴に絡めつつ発症から現在までの歴史を聞く。

記憶というものはおぼつかないところがあり，くねくねとした話になりがちであるが，「日本に来てから眠れなくなったのですね？」とか「眠れなくなったのと来日はどちらが先でしたか？」とか，医療者が枝葉を払うように話しを整理しながら進むのがよい。相手が言い淀んでいるとつい「来日したことがきっかけですね？」というふうに，相手の答えを操作してしまう質問をしてしまいがちである。そのようなことのないよう「どうして眠れなくなったんでしょうね？」と相手に表現させる質問を作るよう努めてほしい。患者の答えから，不眠の要因は状況によるものか，抑うつによるものか，異常体験によるものか鑑別を行う必要がある。非誘導的な質問を重ねて，患者に自分の気持ちを的確に表現させることが大切である（野田，2014）。

4）医療機関，医療者への期待を聞く

多くの日本人と異なり移住者・難民は己の「治療」に対して能動的な姿勢を見せる。自分たちが医療に何を期待しているのか，どのような治療方法を取り入れて欲しいのか，例えば薬物療法だとしたらどんな薬を使って欲しいのか，「インフォームド・コンセント」，「自己決定権の保証」を求めてくる。そのため，「あなたは医療機関もしくは医療者にどのようなことを期待していますか」と確認すべきである。彼らは話し合いによる治療方針の決定を求めているのである。

また移住者・難民の中には「呪術師に相談したい」，「漢方薬を使いたい」などのニーズを出すこともある。この時，母国では同様の問題を抱えた際，どのような支援探索行動をとるのか，またどのような治療法が提供されるのか，本

人の体験によく耳を傾けなければならない。

5）生育歴, 家族歴を聞く

　現病歴を取り終わったら，生育歴，家族歴を聞き取る。生育歴，家族歴は現病歴につながる重要な要素である。患者の中には，現病歴で自分の「問題」を表出したのになぜ，個人的なことにふれられるのかと訝る人もいる。そういう人には，「あなたの今の問題は今だけではなく過去からつながっているかもしれないので，少しあなたの背景をうかがわせてください」と説明するのがよい（野田，2014）。

　「パートⅡ　立場で違うこころの問題2　難民・難民認定申請者では」の項でも触れたが，アジア・アフリカ系民族のなかには「頭が痛い」，「心臓がドキドキする」など身体の愁訴を抱え受診する人がいる。生育歴および来日の経緯を尋ねることで，これらの症状の背景に難民化のプロセスにおける心的外傷体験があることが見えてくる。また国際結婚で来日した外国人が抑うつ症状を示している場合，その背景に母国での経験が生かせないことや社会的地位の変化によりメンタルヘルスの問題が生じていることも少なくない。

　この質問枠では，特にどのような家庭に育ったか，両親はどういう人であったか，子どもの頃どういう子であったかなど生育のキーポイントは丹念に聞き，生育の過程での「機能」の連続性，不連続性，現在と過去との整合性などを意識して聞き取ることが大切である。母子関係，父子関係もできれば深くきくべきである。家族に対する質問に黙りこくってしまったり，激しい敵意をむき出しにする時などは，なにかが意味されていると考えられる。日本人はあまり性的オリエンテーションについては触れたがらないが，これもその人を知るうえでは重要な問題である。ホモセクシュアル，トランスセクシュアルであってもそれを隠して面接に応じているとすれば重大な誤診につながる可能性がある。北米では，"Are you heterosexual or homosexual?"と直截に聞くことが多いが，日本ではまだそうはいかないであろう。「セックスのことで悩まれたことはありますか？」程度でもなんとなく背景は感じ取れるものである。家族負因を聞く時も，「ご家族に精神疾患にかかった人はいますか？」という聞き方をすればたいていは否定するものである。「おじいちゃん，おばあちゃん，遠い親戚まで含めて，ノイローゼになったりお医者さんにかかったりした人がいると聞いたことがありますか？」とやんわり聞くと，「実は……」と家族負因が

6）精神科的既往歴を聞く

　現病歴ないしは生育歴の中で聴取できることが多いが，今回のエピソードと関係のない（と思われる）既往歴は案外話されないことがある。次に述べる事例のように「留学経験があるがその時はメンタルヘルスの問題を抱えることはなかった」など流れで把握できることもあるが，自分から述べることは少ないと思ったほうがいい。また，この時，母国社会では精神疾患に対してどのような態度を示しているのか，治療においてもどのような治療が提供されているのか聞き取ること。さらに移住後，本人自身が精神疾患に対してどのような受容態度を示しているのかについても把握しておくべきである。これは日本で提供可能な治療の受け入れにおいて重要な情報となる。

　例えば，今回錯乱状態となって受診したとすると，その周辺の話に集中して，中学生の時不登校となって，カウンセリングを受けていたという事実を聞き漏らすことがある。もし，統合失調症であればその発症時点を知るうえでこういった精神科的既往歴は重要である。同様に他の精神疾患にとっても既往歴は重要なので，この項目はもう一度確認の意味で聞き取ってほしい（野田，2014）。

チャート3　よくみられる支援例

　面接を構成する上で何をどういう順序で聞いていくかは大切である。その手順が頭に入っていると聞き漏らしが少なくなり，補足や聞き返しが容易になる。面接に慣れない人は手順を決めずに聞くので反復が多くなり，重要でないところに時間をかけすぎたり，逆に重要なことが聞けなかったりする（野田，2014）。

　この章では事例をもとに，どのような流れで初回面接を進めたらいいのかを示す。

1）よく見られる事例

　アジア圏出身の男性，30代。某クリニックのホームページをみて，母語にて診察を受けることができることを知り，電話で予約を行った。以下，A氏とする。受診日3日前に，クリニックより予約日・時間の確認を行った。当日は，

まず問診票とうつ病自己評価尺度：SDS（母国語バージョン）の記入を行ってもらった。診察には妻が同行してきた。

診察の前に心理士が症状や，病歴を把握するための予診を行うことを伝え，下記の流れで聞き取った。

来日経緯：A氏は6カ月前に来日し，在留資格（技術）をもち企業で就労しているため，社会保険に加入していた。日本で医療機関を受診する際，企業に依頼すれば通訳をつけることができるが，企業には精神科を受診することを言いたくないとのことであった。母国では精神疾患への偏見が強く，精神疾患を発症した場合，企業で就労し続けることは困難であるため，言いたくないと話していた。

① 外　観

中肉中背であり，髪型，服装ともにきちんとしており，清潔感を感じる。話し方はやや早口である。話の内容はまとまりがあるが，ときどき，考えこみながら話をすることもあった。

② 主　訴

体がだるい，眠れない，食欲がない，仕事の能率が落ちた，イライラする。

③ 現病歴

1カ月ほど前から体が疲れやすいのだが寝付けない日々が続くようになった。中途覚醒もあり目覚めたあとだるさを感じる。もともと食べることが好きだったため，来日以降，雑誌を片手に食べ歩きをして楽しんでいた。しかしここ2週間ほどは食欲がなく食べても美味しいと感じない。最近，仕事の能率が落ちてきていると感じている。仕事を自宅に持ち帰ることが増えた。自宅でも妻や，妻の家族と同居しているのだが，彼らの些細な言動にイライラし喧嘩になることが増えている。母国に戻って生活をしたいが家族のことを考えるとそれは難しい。日本には愚痴をいう相手もおらず，八方塞がりな状態であり，ふと消えてしまいたいと思うことがある。

④ クリニックへの期待

穏やかな気持ちで毎日を過ごしたい。薬物療法は眠気など副作用が少ないものを使って欲しい。母国では自分のような問題を抱えた人は，東洋医学を中心とした病院を受診し，漢方薬を服用している人が多い。そこでうまくいかない場合は，西洋医学の病院を受診し薬物療法を受ける。

⑤ 生活歴

母国の○○で生まれ育つ。友達も多く，社交的な性格であったと思う。いたずら好きでよく母親に叱られていた。今まで付き合った相手はすべて女性である。大学は経済学を専攻し在学中，1年間，日本に留学していた。留学中，勉強は大変であったが，メンタルヘルスの問題を抱えることはなかった。大学卒業後，外資系企業に就職。30歳をすぎ，仕事の幅を広げたいと考えていたところ，大学の先輩より日本で働いてみないかと誘われ来日することとなった。日本での仕事の内容だが，母国での経験はあまり生かされず，新たなスキル，新たな概念が求められている。

⑥ 家族歴

妻は日本人であり母国で知り合い結婚した。何度か交際を断られたが，あきらめずアタックし結婚まで漕ぎ着けた。結婚後，3年間，母国で生活し昨年，こどもも生まれた。子育ての習慣の違いに妻がストレスをため抑鬱状態となったこともあり，日本に移住することとなった。移住後，妻は精神状態が安定し，家事，子育てともに問題なくこなしている。両親は健在であり○○にて生活している。同胞3名の第2子長男であり，両親にとっては自慢の息子であった。国籍のことなる妻との結婚においては，「あなたが好きな人と一緒になりなさい」と好意的であったが，子育てにおいて異文化不適を示した妻に対しては「この国で生きていくのだがら馴染んでもらわないと」とプレッシャーをかけていたように思う。母方の叔母が若い時にうつ病となり治療を受けたことがあるが現在は回復している。

⑦ 精神科既往歴

母国では精神科を受診した経験はない。母国社会は心の病気に対して偏見が強い。自分は叔母がうつ病にかかったり，妻が抑鬱状態になったこともあるので，偏見は強くない。

⑧ 精神状態

睡眠：いろいろ考え込んでしまい寝つきが悪い，また朝も仕事に遅れたらどうしようという気持ちがあるためか早く目が覚め再入眠することができない。

食欲：食欲がなく，何を食べても美味しいと思えない。体重も1カ月で4kg落ちた。

元気：いつもの30％ぐらいしか元気がない。朝起きた時からだるくやる気が起きない。

趣味（気晴らし）：食べ歩きが好きだったが，外出するのも億劫である。
集中力：仕事が思うようにはかどらず，常に追われているような気持ちになりイライラする。
罪業感：妻や妻の家族に八つ当たりをして申し訳ないと思うが，自分では止められない。
精神運動：話をしている時，何を話していたのかわからなくなり思考が停止してしまう。
希死念慮：仕事に追われる生活に疲れを感じ，ふと消えてしまいたいと思うことはある。キリスト教徒ゆえに自殺を考えることは許されない。

補足：妻の話では家の中ではふさぎ込んでいて，会社から帰ってくると部屋に引きこもってしまう。横になって過ごすことが多い。もともと仕事の愚痴などを妻に話す人ではない。会社の同僚は本人を気遣って，しばらく休んでみてはどうかと言ってくれている。妻の両親は，「Aさんが気兼ねなく生活できるように，別世帯で生活してはどうか」と言っている。

チャート4　見立ての指標

　以上の面接での情報をもとに，心理士は見立てをする。診断を行う必要はないものの患者の認知，行動，感情のどこに問題があるか，アセスメントをしておくことで疾患の本質を考える，またその後の対処に大いに役立つはずである。
　精神科が医学の他の分野と違うのは，いかに検査結果がそろってもそれだけでは診断には至らず，対面による面接がもっとも大きな比重を持つことであろう。初回面接は診断的プロセスとして極めて重要であるのみならず，今後患者の治療を進めるうえで，精神療法的関係を樹立するためにも大切である。滑り出しがうまく行けば患者の信頼感も築け，今後のスムーズな治療が期待できる（野田，2014）。

1）主に，認知が障害されている場合

　認知とは物事を正しく認め，弁別する力である。認知に大きな障害が生じるのは，まず意識障害（器質性・中毒性脳障害，せん妄，認知症によるものなど）がある。意識障害とは思考・判断・記憶などの能力が損なわれた状態であ

り，時間，場所，周囲の人・状況などについて正しく認識することが難しい。次に精神病のなかでも統合失調症に認知の障害が見られる。統合失調症とは妄想に支配されての自己認知の歪み（例えば「（本当はアメリカ人にも関わらず）自分はシンガポール人である」という意識），他者認知の歪み（「私は母国にいた時からFBIの人間に付け狙われている」），幻覚に支配されての状況認知の歪み（「夜に誰かが自分の首を締めにやってくるので怖くて眠れない」），妄想気分による世界観の歪み（「地球は破滅するのでこうしてはいられない」など）である。

　認知の障害は考え方の障害（思考障害）を招くのだが，往々にして移住者・難民らの支援者は「彼らの考えを否定してはラポールが壊れてしまう」と思い，彼らの妄想世界にいつまでも付き合い続けることがある。そのため会話で感じる不適切感を大切にしなければならない。

　うつの認知の障害は，自己評価の極端な低下である。例えば，自分にはなんの値打ちもない，将来になんの希望も見出せない，といったものである。実際はお金を持っており，生活に困っているわけでもないのに「お金がない，お金がない」と思うこともある。躁病は逆に極端な自己イメージの上昇で，「自分ならなんでもできる，社長にもなれる」などと思ってしまう。

2) 主に，行動が障害されている場合

　行動の障害とは，通常では見られない異常な行動が見られることを指す。行動の障害を査定する時まず，その行動の異常が了解しがたいものか，了解できるものかという見立てをする。了解可能な行動の障害は，その原因がはっきりしていて，その状況におかれれば誰でもそうなるであろうと推測されるものである。了解しがたい行動の異常は認知の障害から派生しているものが多い（野田，2014）。

　ここで注意すべきことは「パートⅡ　立場で違うこころの問題2　難民・難民認定申請者では」の項でも触れたが，民族のなかには我々にとっては了解しがたい行動でも，彼らのなかでは当たり前の習慣であることもある。了解しがたい行動であったとしても，その背景について本人，医療通訳，もしくはその文化に精通している人にきちんと聞き取りを行うことが大切である。

3) 主に, 感情が障害されている場合

　感情の障害とは平常の感情表現が保たれていない状態を指す。もっとも顕著な例は感情病の感情障害である。うつ病の人は悲哀感のある, 落ち込んだ気分に支配される。反対に躁病の人は高揚し, 誇大な感情に支配され, これもまた日頃とは違った「なんでもできる」という一種逸脱した気分に浮上していってしまう。感情そのものが極めて不安定で激しく揺れ動くような障害は, 人格障害に多い。人格障害はその人のもつ人格の枠組みが社会の規範に合わない場合に生じる障害であるから, 適応の困難が感情の揺らぎとなって表れる場合が多い。また, 逆に感情表現そのものが希薄で平板であるという場合もある。つまり, 会話をしても生き生きとした感情の交流が感じられなかったり, 表情が能面様で笑いも泣きもしない印象であったり, 茫乎として受け答えがとんちんかんであったりするようなケースである。これは慢性化した統合失調症などによく見られ, 陰性症状とか残遺症状とか呼ばれるものである（野田, 2014）。

4) 事例の見立て

　① 認知の障害

　意識障害はない。また自己認知の歪みなどの思考障害もみられない。ときどき, 考えこみながら話をするなど, 思考停止が見られる。また周囲との関係が悪い訳ではないにもかかわらず八方塞がりな状態であるなど現状を悲観している。

　② 行動の障害

　異常な行動は見られない。現在のところ実際に行動に移してはいないが, 仕事に追われる生活に疲れを感じ, ふと消えてしまいたいと思っている。

　③ 感情の障害

　落ち込んだ気分に加えてイライラが強い。精神状態を見る限り, 2週間以上, 不眠, 食欲低下, 意欲低下, 集中力の低下, 罪業感の強さが続いていることが分かった。

　以上のことから本事例は「うつ病」が疑われる。

チャート5　外国人へのこころの支援における心理士の役割（医療機関の心理士）

　初めに述べたように初回面接にて必要な情報を聴き取り，円滑な診察につながるようサポートすることが，医療機関の心理士の役割の一つとも言えるが，それで役割が終了というわけではない。外国人の診察においては，NPO団体などの支援者から必要な情報を得て協力体制を作る，医療通訳士から文化的背景について助言を頂く，または支援の際の連携を図る，加えて必要に応じて医療機関内外のソーシャルワーカーに協力を要請するなど，全体的なマネージメントを行う役割もある。心理士は外国人の患者が医療機関を受診する際の最初の窓口でもあるため，時に柔軟な対応が求められることを忘れてはならない。

文　献
野田文隆（2014）精神科面接法と診断への過程．学生のための精神医学．医歯薬出版株式会社．

7 精神科医に相談する

秋山　剛

チャート1　精神科の治療と外国人の立場

チャート1では，精神科の治療の内容，外国人の日本における立場と治療目標の関連，治療の結果について説明する。

● 治療の内容

精神科の治療は，外来治療と入院治療に分かれる。外来治療では，医師の面接・投薬が行われ，コメディカルスタッフが患者の理解できる言語[注1]を話せる場合は，カウンセリングが行われる。入院治療は，カウンセリングや外来での投薬だけでは症状が改善しない場合に適用される。そのために，より本格的な投薬による治療の比重が大きくなる。ときには，患者の安全を守るために，行動制限が行われる場合もある。

● 外国人の日本における立場と治療の目標，治療の結果

■ 立　場

日本に滞在する外国人の立場は，大きく以下の3つに分類される。
① 旅行者——雇用，留学，研修という目的なく，観光ビザなど短期間の滞在資格で日本を訪れているもの。
② 一時滞在者——患者本人または世帯主が日本で雇用されているか，留学生

注1)「患者の理解できる言語」は，患者の母国語の場合もあるし，英語など，世界で共用的に使用されている言語の場合もある。

や研修生としての滞在地位があるが、日本に定住する権利はもっていないもの。

一時滞在者群は雇用されている組織によって、大使館員や企業社員など本国の組織から派遣される「本国型」、語学教師、自営業者など組織に所属しない「自発渡航型」、滞在国の組織に雇用される「滞在国型」に分かれる。「本国型」の場合、生活基盤や身分の保障は安定している。「自発渡航型」では、生活基盤に対する所属組織の援助はない。「滞在国型」では、雇用されている日本の組織の援助が受けられる。

③ 定住者——患者本人または世帯主が、日本に定住する権利を持っているもの

■ 治療の目標

旅行者、一時滞在者「本国型」の場合は、なるべく早い帰国への支援が治療の目標となる。「自発渡航型」の場合は、本国と日本のどちらの生活基盤がしっかりしているかについて検討する必要がある。一時滞在者「滞在国型」、定住者の場合は、日本人の患者の場合と同じように、日本での治療継続、症状の改善を目指すことが多い。

■ 治療の結果

治療の結果は、
① 症状が改善し治療が終結になる
② 治療が必要な状態のまま患者が帰国する
③ 症状が改善していないが、治療が中断される
の3つに分類される。

③の場合、症状が重いのに治療が中断されている場合は、周囲の人と精神科医、大使館領事部等が相談する必要がある。

チャート2　知ってほしいこと

● **段階をおった対応**

精神科医への相談は、通常以下のような段階をおって進む。

■ 心理的、体調的な変調

対応は変調に気づくことから始まる。変調には下記のようにいろいろな種類

があるが，一般の人がこういった変調を詳細に覚える必要はない。これらの変調が強まれば，必ず本人の日常生活に支障が生じるので，日常生活への支障が生じているときに，下記の変調のリストを参考に本人の様子を確認すればよい。

　変調は通常本人が一番先に気がつくが，本人が自覚しにくい症状もあり，「飲酒量が増す」「テンションがあがり攻撃的になる」「食事を拒否する，またはドカ食いする」などは周囲が先に心配することもある。人間の心理と体調は密接に結びついているので，変調が現れる際にも，心理的なものと体調的なものが混ざってあらわれる。

■ 変調のリスト
- 睡眠の変調：寝つけない，夜中や朝早く目が覚めてもう一度寝つくことができない，逆に睡眠時間が長時間になる
- 食欲の変調：食欲がなくなる，逆に食欲が増す
- 飲酒量が増す
- 気分変動：気分が沈む，いらいらする，またはテンションがあがり攻撃的になる
- 人前で話したり，人と会うときに不安を感じる
- ときに，非常に不安感が強まりパニックになる
- 疲れやすく気力が出ない，逆にいろいろと活動してしまう
- 頭痛，肩こり，胃部不快などの身体的愁訴が強まる
- 集中力がなくなり仕事，勉強，家事などがはかどらない
- 不潔さなどが過度に気になる
- 食事を拒否する，またはドカ食いする
- 自分の身体を傷つける
- 死んだ方が楽だと思う気持ちが強まる
- 存在しないはずの声が聞こえたり，周囲が自分を迫害していると思い込む
- 身なりがだらしなくなる

■ 周囲の傾聴と支持
　こういった変調に気づいたら，周囲の人が本人の話に耳を傾け（傾聴），ストレスになっていることがあれば，「訴えをよく聴く」「気持ちに共感する」「現実的な解決方法を一緒に考える」などサポート（支持）することが望ましい。変調が軽い場合は，こういった対応で状態が改善することがある。

■ キーパーソンへの連絡

外国人の場合，本人の滞在を支えるキーパーソンがいることが多い。通常は，キーパーソンが本人の変調に気がつくが，キーパーソン以外の人が変調に気がついた場合，軽い状態であれば本人に断って，重い状態であれば本人の同意に関わらず直接キーパーソンに情報を伝えることが望ましい。

チャート3　ではどうアプローチするのか

● 相談窓口

周囲の人が本人の話しを聞いても状態が改善しない場合は，無料で相談にのってくれる機関に支援を求める。英語が話せる外国人の無料の相談窓口としてもっとも体制が整っているのは，TELLの電話相談（東京英語いのちの電話　http://telljp.com/　03-5774-0992）である。TELLでは，高度な訓練を受けたボランティアの電話相談員が相談の対応にあたっている。また，スペイン語，ポルトガル語での相談機関（横浜いのちの電話　http://www.lal-yokohama.org/　0120-66-2477　スペイン語，0120-66-2488　ポルトガル語），中国語による無料電話相談「林妈妈ホットライン」（06-6903-9595）（毎週月，水，金（祝祭日以外）10時から17時　2015.8.16現在）などもある。また，それぞれの地域の実情に応じて，自治体の外国人担当窓口，国際交流協会，NPO，自助グループなどが，外国人の変調に関する相談にあたっている。

● 専門家によるカウンセリング

相談窓口の対応で，変調が改善しない場合，専門家のカウンセリングが利用できる場合がある。主な機関は，TELLの対面相談部門（http://telljp.com/　03-4550-1146）とInternational Mental Health Professionals in Japan（www.imhpj.org/）である。ただ，すべての言語をカバーしている訳ではなく，またカウンセリング料金の負担が発生する。

● 精神科医への受診

相談窓口の支援や専門家によるカウンセリングでも，本人の状態が改善しない場合には，まず，精神科の外来を受診する（入院治療には，下記のようにいろいろな負担が伴うので，まず外来を受診して相談するのがよい）。

表1　相談時の伝達項目

1　年齢
2　性別
3　国籍
4　言語
5　住所
6　正式なビザの有無
7　医療費の支払い能力
8　日本の健康保険の有無
9　日本が話せる支援者の有無
10　医師の診察日にあわせて来診できるか
11　必要時には，通訳できる人がいるか
12　主訴，主な症状
13　これまでの経過
14　これまでに受けたカウンセリング，診療

　精神科医を受診する場合は，相談がスムーズに進むように，表1にある項目について情報を伝えると，精神科医が状況を理解しやすい。「言語」「正式なビザの有無」「医療費の支払い能力」「日本の健康保険の有無」「日本語が話せる支援者の有無」「必要時には，通訳できる人がいるか」といった項目は，日本人の場合は，通常問題にならないが，外国人の診療では大きな障害になることがあるので，診療申し込み時に情報共有することが望ましい。

　本人が自分の変調を自覚せず，周囲が精神科医への受診を勧めても応じない場合は，周囲の人だけで精神科医への相談を開始する。本人が変調を自覚していない状況は，対応への困難度が非常に高くなるので，保健所の保健師や大使館領事部等にも連絡する。

● **入院治療**

　外来治療でも変調が改善せずむしろ悪化していく場合，変調が強く本人の健康が損なわれたり，生命に危険が生じている場合は，やむをえず入院治療を行なう。

　外来治療と比べて，入院治療は困難を多く伴う。外来治療では，医師やコメディカルスタッフに患者の理解できる言語を話す能力があれば診療に大きな困

難はなく，医療スタッフに言語能力がない場合でも，通訳が利用できれば，診療が可能である。

　入院治療では，事情は一変する。患者と24時間接するのは看護スタッフであり，看護スタッフが患者の理解できる言語を話せることは，ほとんど期待できない。このために，コミュニケーションに大きな問題が生じる。一方で，入院治療には，患者が負担・不快を感じるような，さまざまなきまりや行動制限が付随する。日本人の患者でも，これらを理解して受け入れることは難しいが，コミュニケーションに問題がある状況で，外国人の患者がこれらの説明を理解し，納得することは非常に困難であり，そのためにしばしば医療スタッフとの間にトラブル状況が発生する。通訳の人に泊まり込んでもらうか，頻繁に来院してもらって，治療スタッフとのやりとりを仲介してもらう場合もあるが，こういった状況は，本人，通訳のみならず，病院側にも大きな負担となる。

　多文化間精神医学会HPの「在日外国人サービス」(http://www.jstp.net/ForeignJapan2.htm)には各国語の問診票の文書が用意されているので，利用していただければ有用であると思われる。

● 入院治療の種類

　入院治療は，
① 患者自身の同意による任意入院
② 患者自身は入院治療の必要性を理解できない場合に適用される，家族等の同意による医療保護入院
③ 患者からも家族からも入院への同意が得られない場合に適用される応急入院
④ 自傷，自殺企図，他人への危害がみられる場合の措置入院

の4種類に大別される。応急入院，措置入院は，警察の保護→精神保健指定医の診察→自治体の責任と権限による入院というふうに進み，外国人への支援者が関わる場面はほぼないので，この章（パートⅢ）の入院治療の記載は，任意入院，医療保護入院を対象としている。

チャート4　外国人への精神科医療事例

　28歳の南アメリカ出身の女性，未婚。母国で大学を卒業し，2年間銀行で働

いた後，英語教師として来日した。来日後2年間は元気に働いていたが，仕事が忙しくなった頃から，寝付けない，疲れやすい，集中力低下などの変調が現れるようになった。周囲の人と話しても変調は改善せず，スペイン語の電話相談に連絡した。しかし，状態は徐々に悪化し，食欲減退による体重減少が著明となり，さらに同じ文章を何度も繰り返すようになった。周囲の人に伴われて，近くの心療内科クリニックを受診し抗うつ薬が処方されたが，本人は服薬せず，通院も中断してしまった。状態がさらに悪化を続けたために，大使館領事部→東京英語いのちの電話を通じて，筆者に連絡があり，NTT東日本関東病院を受診することになった。筆者が診察すると，中度～重度のうつ病の診断であり，健康に大きな影響が生じていたために即日医療保護入院となった。入院時の同意は，本人が居住していた区の区長同意とし，同時に大使館領事部を通じて母国の家族に連絡し状況を説明した。1週間後に母親が来日することになった。NTT東日本関東病院では，日本語，英語の簡単な会話対応集を利用して看護スタッフが対応にあたり，また，筆者および臨床心理士が英語で，本人への診察，カウンセリングを行った。本人の変調は，入院後抗うつ薬の点滴投与で徐々に改善し，母親来日後は，母親同伴で帰国することに明確に同意を表明することができた。筆者は，大使館領事部，航空会社と協力して，本人の帰国をアレンジし，本人は，母親の同伴で帰国した。治療費，母親の来日費用は，本人が入っていた健康保険から支給された。この例はその後状態が改善して，再来日しているということである。

チャート5　外国人への精神医療のコツ

● 事前の情報収集

外国人支援に関わる人は，それぞれの地域で，事前にどういう相談窓口が利用できるか，どの精神科医，医療施設が外国人診療に対応してくれるかについて情報収集しておくと，変調が生じた場合の対応が円滑に進む。

● 医療機関の探し方

外国語能力に乏しく，外国人の診療に関するノウハウを持っていない医療機関が，「外国人を診療する能力がない」という理由で診療を断ることがある。これは，「医師や医療機関は，診療を行う能力がある場合に限り，診療を引き

受ける責任がある」という医療の原則上やむを得ない面がある。同意を得るための「説明」をきちんと行えることは医療の根本であり，生命が危険に瀕している救急事態でない限り本人に説明が通じない医療というものはあり得ないからである。

外国人の診療に対応してくれる医療機関については，精神保健福祉センター，保健所の保健師などに相談すると情報が得られやすい。入院治療であれば，中核病院と位置づけられている病院に依頼するとよい。

● 精神科医や医療機関との連携

外国人の精神医療を引き受けることは，精神科医や医療機関にとっても，負担が大きい。医療機関が対応に困るのは，
① 患者の理解できる言語を話せるスタッフといつでも話せると，患者や支援者が思いこむ
② 「母国の精神医療システムではこうだ」という要求がある
③ 医療機関のきまりなどについて納得せず，「なぜだ」という質問を繰り返す
④ ときに治療費を支払ってもらえないことがある
といった事態である。

外国人支援に当たっている人が，精神科医や医療機関と連携する際には，こういった点について気をつけていただくと，治療が円滑に進むと思われる。

● 精神科医へのアドバイス

患者からの聴取では，精神科の既往歴が特に重要である。来日後精神疾患がみられる場合，本国での精神科の既往歴が影響している場合がある（Akiyama, 1996）。過去の既往歴，治療の内容，治療をきちんと受け入れていたかについて確認することは，日本における治療での回復の見込みを予測するのに重要な情報である。また，診断，過去の滞日期間，滞日歴，紹介機関などが，治療の結果に影響をおよぼす（Akiyamaら，1999）。

治療を引き受ける場合には，「患者の理解できる言語を話せるスタッフといつ話せるか」「日本における精神科の治療は，母国における精神医療とは異なる」「精神医療にはさまざまなきまり，約束事がある」ということを，初めに明確に説明した方がよい。また，治療方針については，なるべく明確に，論理的に説明する。可能であれば，治療ガイドラインなどについて説明するとよい。

● 治療費の支払い

　治療費は，本人または家族に支払い責任がある。旅行者の旅行保険，一時滞在者むけの健康保険があれば，治療費がカバーされることが多い。ただし，保険を使うためには，本人や家族などが一時的に立て替え払いすること，手続きをして保険から支払いを受けることが必要であることが多いので，これについて事前に本人や家族に確認させる必要がある。定住者の場合は，日本人と同じである。

● 家族が日本におらず，医療保護入院が必要な場合

　家族が母国にいる場合は，日本に法的な立場がなく，医療保護入院に関する同意を与えることができない。この場合，医療保護入院への同意は，本人が居住している市区町村長に依頼する。この手続きについては，病院のソーシャルワーカーなどが情報をもっている。ただし，治療費の支払いについては上記の通りであり，市区町村長が支払うわけではない。

● 中途退院への対応

　日本人の患者の場合は，精神科医の治療方針に従わずに退院する場合，患者を他の医療機関に紹介することが可能である。外国人の場合には，こういった選択肢がなく，患者本人や家族の希望で，医師の方針に反して中途退院になる場合でも，退院後のフォローを同じ精神科医・医療機関が行わなければならないことが多い。この場合，「もし，何々というように状態が悪化したら再入院してください」と事前に，合意を交わしておいた方がよい。

● 帰国への支援

　旅行者や一時滞在者本国型が母国へ帰国する場合，症状が軽ければ家族等が同伴すればよい。症状が重い場合は，医療従事者が帰国に同伴しなければいけない。患者がのるフライトが決定したら，航空会社に連絡して，フライト搭乗に関する診断書のフォームを送ってもらう。診断書には，患者の病状，同伴があればフライトに搭乗できることなどを記載する。この手続きをしておくと，空港，フライト中に航空会社のスタッフが支援してくれる。

　同伴の費用については，旅行保険，一時滞在者むけの健康保険がカバーしている場合がある。それ以外の場合は，自費となる。同伴する医療従事者は，通

常の医療施設のスタッフでもよいし，同伴サービスを専門にしている機関もある。同伴の費用をカバーしている旅行保険，一時滞在者むけの健康保険の場合は，保険会社自体がこういった機関についての情報を持っていることが多い。

海外に帰国する場合，処方された向精神薬が税関でチェックされることは通常ない（少なくとも筆者の経験で，数百件に及ぶ海外旅行，帰国の際に問題になったことはない）。チェックされたとしても個人使用であることを説明すれば，問題にならないと考えられる。念のため診断書を発行し，精神疾患のために治療を受けていて，当面の服薬のために向精神薬を携行している，もし問い合わせがあれば応じると記載すれば，ほぼ完璧であろう。

● **おわりに**

外国人への「精神医療」には，いろいろな困難が伴う。外国人への支援にあたる場合は，日頃からの情報収集，精神保健福祉センターや保健所とのネットワーク作りをして備えておくことが，必要時の円滑な対応につながる。

困難は大きいがその分，外国人にきちんとした「精神医療」を提供できることの意義，関わった人のやりがいは大きい。わが国においても，支援者とのより円滑な協働，さまざまな人との連携をとおして，外国人への円滑な「精神医療」の提供が進めばと願う次第である。

おもな参考文献

Akiyama T (1996) Onset Study of English Speaking Sojourners in Japan. Social Psychiatry and Psychiatric Epidemiology 31, 194-198.

Akiyama T, Miyake Y, Gomibuchi T (1999) Outcome study of English speaking temporary residents in Japan. International Journal of Social Psychiatry 45, 171-179.

パートⅤ
医療現場で実際に起こること

阿部　　裕

はじめに

　精神科の多文化外来を東京の四谷に開設して，ほぼ 10 年が過ぎ去ろうとしている。その間にクリニックを訪れた初診患者は 1,000 名を超えた。滋賀，三重，愛知等，遠方からの受診者もいるので，通院継続率は決して高くはないが，月に 1 度遠方から決まって通院してくる患者もいる。しかし，この多文化外来は，精神科医だけが外国語を話せればいいというわけではない。むしろ重要なのは，受付スタッフやコメディカルが日本語以外の言語を使用できることである。ここでは，この 10 年近くの間にクリニックで実際に何が起こり，何に困り，どう対処したかについて述べていきたい。

チャート1　予約の電話

　多文化外来を開設した場合には何語で電話がかかってくるか分からない。電話を受けるのはクリニックのスタッフで，医療事務かコメディカルである。クリニックのスタッフがどの程度外国人に慣れているかがカギになる。外国語でかかってきても相手は最低限の日本語ができることも多い。だからスタッフがまず落ち着いて日本語で対応することが大切である。日本語で対応不可能な場合はその言語に対応可能なスタッフに代わってもらうことになる。クリニックには，英語とスペイン語のできるスタッフは常駐しているのでたいていは対応できる。ポルトガル語もスペイン語ができれば簡単なことは対応可能である。対応できるスタッフがいない時には，いる日時にかけ直してもらうことになる。何語でかかってくるか分からない電話を受けるスタッフのストレスは並大抵でないので，常に彼らのこころのケアも必要である。
　かかってきた電話で困るのは，躁状態や統合失調症の興奮状態であるが，そう多くはない。分からないのでゆっくり話して下さいと言っても，たいていは声が大きくなるだけでゆっくりにならない。予約時に難しいのは，日時の指定である。日時の間違いは日本人でも起こりやすいが，外国人では特に起こりやすいので，何度も確認が必要である。
　また予約時には，およそ何が問題なのかを聞いて，既定の用紙に書き込むことになっている。氏名，年齢，住所，連絡先，主訴を聞き取るだけでも，時には大変な作業である。

チャート2　初診時の受付

　まず駅を降りてから，クリニックまでたどり着けない患者がいる。街の表示にアルファベットはほとんどないので，受付スタッフも説明に苦労する。時にはスタッフが途中まで迎えに行くこともある。来院する患者は，健康保険証を持っているが期限が切れていたり，健康保険証を持っていなかったり，旅行者用の保険証を持っていたり，さまざまである。特に難民認定申請者の場合は苦労する。難民事業本部（RHQ）か難民支援協会（JAR）に支払い可能かどうかの確認の電話を入れるが断られる場合も多い。最初からRHQやJARの人が付き添ってきてくれる場合もある。日系ラテンアメリカ人，駐在員，留学生の場合はほとんど健康保険証を持っている。

　保険証を確認した後は，問診票に記入してもらうことになる。患者によって書くことが苦手な人もいるのでスタッフが手伝う場合もある。正確に説明しないと表だけ書いて裏は記入漏れのことも多い。通訳者同伴で来てくれる場合は，通訳者がサポートしてくれるので楽である。通訳者には予め打ち合わせしておくことをお願いする。医療通訳は中立でなければならないといわれているが，精神科の場合は権利擁護の視点から患者よりであっても構わないと思われる。

　予約時間に遅れてきたり，予約をしても来ない人は困りものである。さらに遅れてきて待ち時間が長いと遅いと文句を言う人，そうした人にどう対応するかは国民性によって違うし，病状によっても違う。結局，受付スタッフも「少しお待ちください」というしかない。

　待合室で困るのは，日本人と違って，ラテンアメリカ人は家族総出でやってくることが多いことである。患者は2人しかいないのに待合室は10人ということはざらにあり，他の待合患者を入れると立錐の余地もなくなることもある。いったい誰が患者なのか戸惑うこともしばしばあり，日本人の感覚ではとても考えられない。

　また待合室の掲示も多言語で行わなければならない。お盆や正月などの長期休みや臨時休診などはその都度掲示を行う必要がある。

チャート3　精神科診察（通訳なしの場合）

　あらかじめ予診を取ってもらっていると楽である。入室して，患者が使う言

語が母語なのか日本語なのか分からないので初診は戸惑う。だが，日本語で話しかけても相手が日本語を理解できない場合，また母語で話されてもこちらが理解できない場合など，臨機応変な対応を要求される。さらに困ることは，話される内容が理解できないのは，言語理解が不十分のためなのか，幻覚妄想状態にあるのか，判断のつかない場合である。いずれにしても，患者にどの程度の日本語力があるのかを同定するのはなかなか難しい作業である。

　特に子どもの患者の診断や治療は難しい。二つ症例をあげたい。一例目は第二世代の子どもで，中学一年生の男子であり，生活歴，現病歴を聴き，種々の心理テストを取ったが，発達障害なのか統合失調症なのかの判別がつかなかった。診断不可能なため，診断と治療を受けるために母国へ帰国することを勧め紹介状も書いた。3年後に再診したときに，「母国での診断はどうだったの」と尋ねたところ，帰国しなかったという。この時はすでに統合失調症を発症していたので治療を開始した。

　二例目も，第二世代の子ども，小学生高学年の女子で，学校の教師に知的障害があるのではないかと指摘され，両親に付き添われて受診した。生活歴，現病歴を詳細に聴取し，バイリンガルの心理士が，日本語と母語の両言語を使用し，ウィスクⅢの知能検査を施行したところ，IQ は 70 以下だった。そこで，異国で育ったという生活環境も考慮したうえで知的障害という診断をつけた。納得のいかなかった母親は子どもを母国に連れて帰り，子ども専門の研究所に相談し，検査を受けた。結果は知的障害なしだった。子どもの診断は時間もかかるし極めて難しいことを実感した。

　ほとんどの第二世代の子どもは，日本で生まれ育ったか，幼少期に来日しているので，日本語の教育を受けている。それゆえ主要言語は日本語のことが多い。ただ子どもの成育歴を聴取したり，子どもの状態を母親や父親に説明する時に，彼らの母語を使わなければならず，そこに費やされる時間が長い。

　さて，大人の患者に戻る。従来から幻覚や妄想を持つ外国人のうつ病患者が，統合失調症に誤診される確率が高いといわれている。異文化ストレスを抱える外国人が，幻覚や妄想を持つ可能性はかなり高い。ただ一般的にうつ病患者の持つ幻聴は，親戚，友達，知り合いに限局されていることが多い。また妄想も，被害妄想が多く，職場の同僚や近隣の人たちに限局されていることが多い。こうした幻覚や妄想は，必ずしも初診時に見られるとは限らず，治療の経過中に出現してくる場合もある。それゆえ，幻聴や妄想を持つ患者に対する診断と治

療には慎重にならざるをえない。

　妻の様子がおかしく，夫が日本語ができるからというので，受診を引き受けた患者であるが，実際は夫の話していることをほとんど理解できず，どちらが患者なのかで困った症例がある。このときは次回通訳付きで来院してもらい，何とか診断ができ治療に結びついた。結果的には妻が統合失調症であった。このように，日常会話の日本語ができても，診察が可能であるとは限らないので注意が必要である。

　診察内容について日本人と異なるのは性に関することである。日本人患者は性をタブー視する傾向にあるが，外国人患者は概して性に対してオープンである。特に抗うつ薬や抗精神病薬の副作用によって勃起不全や冷感症が引き起こされたときである。男性のほうが多いとはいえ女性でも時々訴えるので，詳しく話を聞いて対処しなければならない。性以外に宗教がある。日本人には見られない土着の神が憑依する現象がみられることもある。

　診察時の対応も日本人とはやや異なる。本来，日本人に対してもなされるべきであろうが，正確なインフォームド・コンセントを行う必要がある。状態像や病名の告知，治療の必要性，精神療法なのか薬物療法なのか，薬物治療を行うなら薬効と副作用，副作用にどう対応するか，治療期間，治るのか治らないのかと説明していけば切りがない。しかし，外国の患者は正確な説明を求めてくる。特に初診に時間をかけることは治療継続の秘訣といえる。大変そうな患者には，個人携帯の番号を教えているが，電話番号を持っているだけで安心なのか，意外と電話してくる患者は少ない。

チャート4　精神科診察（通訳付きの場合）

　今日の日本においては，医療通訳という資格はいまだ確立されていない。それゆえ通訳といえども，医療通訳者が同伴するとは限らず，通訳者のレベルもさまざまである。通訳をしてもらうが結局は何を伝えたいのかわからない，こちらの説明が伝わったのかも確認できないことが稀に起こる。

　通訳時に，通訳者と患者の話は長いのに，精神科医への説明は短時間だったりすると，治療者側が不安になる。また治療者側が聞いてほしいことに対して，的確な返答が戻ってこない場合には，通訳者の問題なのかあるいは患者の問題なのか判別しにくい場合がある。いずれにしても，日本語の面接の三倍は時間

がかかると考えておいた方が良い。

　通訳付きであっても，子どもが患者で，その子ども，父，母の母語がそれぞれ異なっている場合は厄介である。何語を使用するかは診察の場で決まるが，たいていは，精神科医，通訳者，家族それぞれの言語が診察場面で入り混じる。しかし診察を引き受けた以上，何とかまとめてそれなりの結論に導くが，気がつけば1時間は優に超えている。

　2020年の東京オリンピックに向かって，厚生労働省をはじめさまざまな団体で医療通訳の要請を始めている。その一つの試みとして，遠隔地医療通訳を試行中である。パソコンを使用し遠隔地にいる通訳者を介して，患者と面接を行う。通訳付きでその場で通訳するのとそれほど変わりないが，やはり通訳者そのもののレベルによる。

チャート5　初診終了時の受付

　診察が終わった後の受付も大変である。たいていは健康保険証を持参しているので日本人同様3割負担でいい。ただ自立支援医療費の説明をするとなるとまた大変なことである。特に難民認定申請者の場合は，初診日に自立支援医療費の診断書を渡さないと次回からも10割負担となってしまう。しかし，健康保険証を持たない難民認定申請者が自立支援医療費の支援を受けられる都道府県は限られている。東京近郊でいえば，東京都と埼玉県は自立支援を受けられるが，神奈川県と千葉県はその恩恵に預かれない。なぜなら健康保険証を持たない難民認定申請者が自立支援医療費の支援を受けられるか受けられないかは，都道府県の裁量に任されているからである。来日後半年以内に難民申請をすれば健康保険証を取得できるので，健康保険証を持つ難民認定申請者の自立支援医療費の申請はどの都道府県でも可能である。

　時には診察が終わって払うお金がないという外国人がいる。特に診断書代が入るとやや高額になる。そのような場合には次回からローン方式で払うようにお願いするが，次回来るという保証はない。またこのような患者は院外薬局にも迷惑をかけてしまうことになるので，特別に院内処方を行う。診察をして薬物療法が必要な病像であれば，たとえお金を持ち合わせていなくても投薬せざるを得ないのが実状である。

　さらに困るのは，お金を払わずに帰ってしまう人である。診察を受けたのに

帰るのにはそれなりの理由があるのであろうから，去る者は追わずという取り決めにしている。東京都の制度では，医療費未払いについては，都から半額の補助を受けられることになっているが，申請書がかなり複雑なのでこれまで申請したことはない。

　支払いと同様，次回の予約時間を決めるのも重要なことである。外国人は通訳を入れても入れなくても時間がかかること，そして時間通りに来ない可能性が高いこと，そうした状況を加味しながら次回の予約時間を決めるのも一苦労である。

　日本人では考えられないが，支払いや次回の予約が終わっても，同言語圏の人がいると話し込んで帰らない患者も出てくる。またかなりの外国人は日本人と比較し話し声が大きいので，それも困ったものである。それなりの注意はするが，それでもやめない場合はそのままにして様子を見るが，待っている日本人にしてみれば迷惑この上ないに違いない。「ここは日本ですか」と頭を抱えながら診察室に入ってきた日本人患者もあった。

チャート6　通院継続患者の対応

　外国人はよく住所を変更するが，受付で聞かない限り患者の方から話すことはほとんどない。困るのは生活保護を受けていて，自立支援医療費を申請している患者である。自立支援医療費についての説明が行き届いていないと，申請していない薬局へ行き処方をしてもらうということが起きてしまう。3割から1割を引いた2割の薬剤費負担分は，クリニックが支払うことになる。

　クリニックにかかってくる通院患者からの電話はスタッフが受けているが，これがまた大変である。服薬後の症状の変化（副作用の可能性）や予約時間の変更が主であるが，時には電話で患者の困りごとを聴く羽目になり，切るのに苦労する場合もある。しかし，この対応も母語を話せるスタッフがいればいいが，いないときには片言の日本語でやり取りをするか，母語を話せるスタッフのいるときにかけ直してもらうしかない。

チャート7　入院を必要とする患者

　患者によっては症状が悪化し，入院を必要とする場合も出てくる。外国人の

入院に関しては受け入れ先を確保するのに苦労する。入院先の精神科医は外国語が喋れても，看護師やコメディカルの了解が得られないと引き受けてもらえない。むしろ自傷他害の恐れありの措置入院の方が，それほど患者を説得する必要がないので，かえって入院させやすいかもしれない。

　一番困るのは日本人でも同じであろうが，病識のない統合失調症の患者である。幻覚妄想状態にはあるが，精神運動興奮がそれほど強くない場合には時間をかけて説得しなければならない。途中途中に他の患者の診察を入れてではあるが，7時間にわたる説得の上で入院に持ち込んだ症例もあった。

　精神科病院に対する考え方も国によってかなり差がある。ヨーロッパや南北アメリカの人たちは精神科に対して比較的敷居は低いが，フィリピンを中心としたアジア圏の人たちは精神科に対して激しい抵抗を示す。それゆえ，アジア圏の患者を入院させるのは極めて困難である。

チャート8　母国に帰させるとき

　母国に帰る場合は，ほとんどが本人か家族の希望である。症状が軽い場合は特に問題はないが，機内で興奮する可能性のある患者，たとえば幻覚妄想状態が続いている患者などの場合は，それなりの配慮が必要である。原則，病的体験が治まるまで治療し，比較的安定してからの帰国を勧めるが，それでもすぐ帰国を希望する場合がある。

　精神状態の悪い患者を帰国させるときには原則，医師が同乗しなければならないが，そうしたことはめったにない。その場合，同乗する医師は精神科医である必要はなく，国籍を問わず医師の免許さえ持っていればよい。状態は悪くないけれど，患者が航空会社に精神疾患であることを告知してしまった場合には，かなり詳細な書類を書かなければならない。患者を飛行機に乗せるか乗せないかは最終的には機長に判断が委ねられている。また紹介状か診断書を外国語で書かなければならずそれも手間のかかる仕事である。アメリカを経由する場合あるいはアメリカに帰国する場合には薬に注意しなければならない。睡眠薬であるフルニトラゼパムはアメリカでは麻薬に指定されているので持ち込むことができない。

チャート9　弁護士，入管局，警察からの意見書の依頼

　難民申請中の患者については弁護士から意見書を求められることが多い。また入局管理局に収容された場合で，収容者が通院している旨を話すと，入管局から照会状が届く。通院中の外国人が事件を起こせば，警察署から照会状が届く。いずれも日本語で書けばいいので特段問題はない。

　まれにではあるが海外に意見書を書かねばならない場合もある。これまで経験した例では，父親が日本人で母親が外国人，母親の母国に住んでいる時に子どもが母親から性的暴行を受けPTSDになる可能性があるので，精神的ケアを受けなければならないという判決を裁判所が出した。子どもは父親とともに日本に帰国したため，子どものケアを日本でしているという証明書を母親の母国の裁判所に提出しなければならないというものであった。

　別の事例は，母親が日本人で父親が外国人，外国に居住していたが，母親は子どもを連れて日本へ帰国，離婚の裁判中，親権の問題で，母親に育児能力があるという証明書を父親の母国の裁判所に提出することを求められた。以上のように，外国人を診療しているとさまざまな書類を求められることが多い。日本語ならまだしも，外国語での書類作成には多大な時間を要する。これだけグローバル化した社会となると今後もいろいろな書類が求められると推測される。

おわりに

　2020年の東京オリンピックに向かって，日本に在留する外国人は増加し，観光客も急増すると考えられる。自分の内面を母語以外の言葉で表現することはかなり外国語ができても難しい。ましてや精神疾患にかかればなおさらのことである。母語で話せるあるいは通訳を通してでも母語で話を聞いてもらえる医療機関が，今後，日本のいたるところにできることを期待したい。

パートⅥ
文化的背景を知らないと困ること

野田　文隆

はじめに

外国人はそれぞれの文化的背景をもっている。平常の会話では何も問題がなくても，それが衣食住や子育てなどの問題に絡んでくると色濃く文化の色彩が現れ，思わぬ誤解や対立の原因になったりする。それは相手がどんな文化に育ち，どんな習慣や考え方をもっているか理解が浅い場合に起こる。ここではいくつかの例をあげ文化的背景を知らないとどういうことが起こるか示したい。ケースは個人が特定できないようにケースの詳細には変化を加えている。

症例に沿って文化的背景からくるホスト国との葛藤を考えてみよう

● 症例1

> 日本に住む夫が日本人，妻がフランス人のカップル。子どもは8歳の女の子。両親が共稼ぎなのでいつも鍵っ子。ある日，鍵をもつのを忘れ，家に入れず，外に立っているのを見た隣人がその子を自分の家に入れ，おやつを食べさせた。ちょうど雨も降っていた。夕方帰ってきたフランス人母は，隣人に怒気強く抗議をした。一体母親は何を怒ったのであろうか。

■ 解 説

この場合，フランス人の母親はなぜ隣人に抗議したかったのであろうか？　このケースが日本人の母親であれば，隣人の親切心にまず，「こどもを助けてくれてありがとう」と感謝の意を示すことが大半であろう。フランス人の母親に抗議された隣人はさぞや面食らったか，少々腹をたてたかもしれない。ここが日本とフランスの文化的背景の違いである。フランスでは自立や自己責任の精神を重んずるので，この場合，鍵を忘れたのはこどもの責任ということが前面に来る。母親としてはたしかに可哀想ではあるが，自分の行為の責任を自分で取るということを教えたかったのであろう。心細い思いをしても，このことから学び次回から鍵を忘れないようになると考える。隣人が手を差し伸べては，こどものためにならないと思ったのであろう。日本ではこどもは当事者責任がないので保護することが先という考え方が優先する。そのため，このような場合，こどもを隣人の家に入れるのは親切な行為なのである。また，親もこどもを鍵っ子にしている引け目からよしんば余計なお世話と思ってもそれを

表現することはない。フランス人はこどもは「鍵っ子」という現実をしょっている責任ある存在と考える。だから，他人に引け目は表さない。自立心の強いフランスの文化と依存性を重んじる日本の文化の衝突と言ってもいい現象である。

● 症例2

> カナダに住む日本人家族。母親は，ある日6歳の長男があまり聞き分けがないので，「外で反省しなさい」としばらく家の外に出した。15分後，隣人からの通報で警察と福祉の係りがやってきて，「児童虐待」の取り調べを受け，しばらく長男を里親のもとにとられてしまった。母はショックでカナダもカナダ人も嫌いだと言い始めた。どういう誤解があったのだろうか。

■ 解　説

　日本とカナダの子育てに関する考え方の違いが生んだ誤解である。日本的理解ではこどもは親のものであり，どう育てようが親の責任という考えが強い。一方カナダではこどもは社会から守られるべき存在であり，もし，親が養育上の間違いを起こせば社会が盾にならねばならないという考えが優先する。ここに「躾」か「虐待」かという解釈の違いが起こる。この日本人の母親はそういう風土の中で「自分の流儀」で子育てをしようとしたところに間違いがあったのであろう。このような例で，あるアジア系の若い夫婦が間違って赤ん坊に熱いシャワーをかけてやけどを負わせてしまい，救急に連れて行ったら，医師が虐待を疑い福祉事務所に連絡し，こどもを保護されてしまったという例がある。この夫婦ははこの措置をアジア系住民に対する差別として訴えを起こした。こういう社会ルールにも文化の衝突が反映されることがある。

● 症例3

> 山形の奥深い田舎にやってきたフィリピン人花嫁。子どもは2人いる。毎年，11月から年末になると元気がなくなる。心配した日本人夫が保健所に相談にきた。妻の元気のなさの原因はなにだと考えるか。

■ 解　説

　1980年代東北の農村では長男の嫁不足のため，フィリピンから花嫁をもら

うことが始まった。フィリピンからの花嫁たちは日本の豊かさに希望を持ち，寒村に嫁いできた。山形でそういう花嫁さんの診療に従事していた精神科医の桑山紀彦は，寒くなる季節にフィリピンからの花嫁さんたちの元気がなくなる現象を"November Depression"と呼んだ。東北の秋から冬にかけて，深々と冷え込んでいく気候は暖かいフィリピンから来た花嫁さんたちには気のめいることであり，その季節にホームシックになりやすい。また，経験なカトリック教徒である彼女たちにはクリスマスは大きな家族再会の行事であり，故国へ帰りたがった。しかし，夫や姑はその気持ちが理解できず，「正月があるからいいではないか」というような対応をした。そのため，多くの花嫁たちが，抑うつ的となった。これを桑山は"Christmas Reaction"と名付けた。共に象徴的な異文化葛藤の問題であった（桑山, 1993）。

● 症例4

> 北米に住む日本人移住者妻。40年以上北米に住むが，ほとんど英語は話せない。昔，いじめぬかれた姑が亡くなりほっとはしたが49日を過ぎても二世の夫は納骨しようとしない。自分が姑の死を喜んだことを申し訳なく思うとともに何か「たたり」があるのではと気が気でなく。徐々に眠れなく，食べられなくなり元気もなくなってきた。あまり元気がないので娘が精神科に連れていくと白人精神科医は「妄想性障害」と言って，入院させてしまった。なにを「妄想」と思ったのだろうか。

■ 解　説

臨床現場で時々起るケースである。そもそもの誤りは日本文化を理解しない日系三世の娘が通訳したことにある。母がなぜ49日にこだわったり，「骨」ということをいうか彼女は理解していなかった。北米では埋葬するものは「bone（骨）」でなく「ash（骨を高温でやいた砂状のもの）」である。この女性がboneにこだわり，49日という日にこだわったのが北米の精神科医には理解できずそれを妄想と捉えてしまった。たまたま病棟に居合わせた筆者がこの女性をインタビューし，うつ病であることがわかった。通訳は言葉を訳せばいいのでなく，このケースのように時には「文化」を翻訳しなければいけない。外国人を診るときはこういう「文化通訳」の存在が非常に重要である。

● 症例5

> 日本に住む中国帰国者家族，妻は戦争孤児，夫は随伴渡航，息子は14歳である。家族は日本にいけば「いいこと」があると思い，中国での安定した生活を捨ててやってきた。しかし，現在は生活保護でくらしている。この家族のワーカーとして関わる時，だれが mental health 上の high risk person であるか。

■ 解　説

　中国帰国者については江畑らの大きな研究がある（江畑ら，1996）。随伴渡航した夫がもっともメンタルヘルス上不安定であるとのことである。本人は日本人というアイデンティティをもって苦しい状況を切り抜けていこうとし，こどもたちは早く日本の学校生活になじんでいく。言葉の面でも，文化の面でも最も取り残されるのがこの場合夫である。同じようなことが移住者にも言えるかもしれない。移住しようと言いだした本人は動機も高く，意欲もある。しかし，随伴渡航してきた配偶者などは，日本の文化の中で孤立しやすい。特にアジアの大家族の中で主婦として一定の位置をもっていた妻は日本で核家族として暮らすと自分のアイデンティティを失い精神的不調に陥ることが多い。家族の中でもメンタルヘルスのあり方が違うことは留意してほしい。

● 症例6

> アフリカN国出身の若い男性。ある日激しく取り乱して「救急」に運ばれてきた。症状を聞くと，体を虫がはっている，耳鳴りがする，苦しいというものである。動悸は激しいが身体所見には異常はなかった。日本人精神科医はパニック発作だろうと思い，薬を処方するが，本人は恐怖に引き攣った顔で「自分は死ぬだろうか」と言う。症状を説明して，パニック発作で死にはしないと言っても，「いや，自分はある人の恨みをかったからこうなのだ」と不安を隠そうとしない。どう対応したらよいか（この症状はアフリカN国ではオデオリと呼ばれ恐れられている）。

■ 解　説

　世界では地域によって文化によって病気の発現の仕方が異なることがある。ある地域に固有にみられ他の地域にみられない精神疾患は文化結合症候群と呼

ばれる。このケースも日本ではパニック障害と呼ぶが，そういう障害概念のない人にはいかに欧米流の説明をしても納得してくれない場合が多い。当然薬を飲むなど欧米流の治療は嫌がる場合が多い。よしんば薬をのむと合意しても，親や家族が薬を飲むことをやめさせる場合が多い。これはその人やその地域の人たちが病気に対して文化的な説明モデルをもっているからである。精神科においては病気は世界どこでも同じ病気であるとは言えない理由である。この人の治療はまずこの人の今回のエピソードに対する説明モデルを十分聴き取り，安心・安全を与える治療をすることである。時には民間療法が効果的な場合もある。

● **症例7**

> 中東から難民申請してきた45歳男性。単身者。敬虔なイスラム教信者である。日本のスーパーで働き始めたが，朝礼の時，みんながやるように神棚に一礼しない。上司が聞くと「自分の神は違うから礼をすることはいやだ」という。なにかにつけ自分の流儀を通そうとしトラブルが絶えない。

■ 解　説

　一般にイスラム圏からやってきた人と言ってもそれぞれの国でかなり流儀が違う。イスラム教の解釈に比較的柔軟で「郷にいっては郷に従え」ということにわりと容易に受け入れられる人と，イスラム教の解釈に厳格に従い自文化の枠を守る人たちがある。後者の人々に日本の習慣を説明しても，深いところでの相互理解が難しい。日本人側からは「頑固な奴だ」「日本になじめない奴だ」とバッシングされる。しかし，彼にとっては異なる神になんで頭をさげなければならないというのが本音で，ある意味とても正直な人ともいえる。このケースは間にイスラムの文化をよく知る通訳が間に入っていつも仲裁している。こういう文化通訳がいないと日本にいる外国人は簡単に誤解，中傷の対象になってしまうと言える。

おわりに

　以上のようなケースが文化衝突の例である。それぞれの文化の流儀が異なり，衣食住や子育て，医療・保健の問題で支援者は思わぬ驚きや戸惑いを覚えるか

もしれない。しかし，パートＩでも書いたようにあなたの常識は外国人の常識ではないということを心にとどめて外国人を支援していくことを肝に銘じてほしい。

文　献

桑山紀彦（1993）山形県在住の外国人花嫁と日本人家族．臨床精神医学 22, 145-151.
江畑敬介，曽文星，箕口雅博（1996）移住と適応――中国帰国者の適応過程と援助体制に関する研究．日本評論社．

付録　役に立つ相談先

1　学　会
●多文化間精神医学会
海外駐在員の適応問題，日本国内における外国人労働者の適応問題，難民問題，宗教・民族問題などを多方面から専門的に追及するために設立された学術団体
住所：（学会事務センター）〒162-0801　東京都新宿区山吹町358-5　アカデミーセンター
ＨＰ：http://www.jstp.net/

2　医療機関
●港町診療所
外国人診療（内科，外科，心療内科を含む）も行う医療生協
住所：〒221-0056　横浜市神奈川区金港町7-6
電話：045-453-3673
ＨＰ：http://minatomachi1979.web.fc2.com/

●めじろそらクリニック（精神科，心療内科）
英米語圏，フランス語圏患者と難民，難民認定申請者を中心に幅広く多文化診療に携わるクリニック
住所：〒161-0033　東京都新宿区下落合3-16-10　大同ビル3F
電話：03-5906-5092
ＨＰ：http://www.mejiro-sola.com/top.html

●四谷ゆいクリニック（精神科，心療内科）
ラテン系患者，韓国人患者を中心に幅広く多文化診療に携わるクリニック
住所：〒162-0845　東京都新宿区市谷本村町2-23　京都荘ビル1F
電話：03-5225-1291
ＨＰ：http://yotsuya-yui.jp/

3　その他
●公益財団法人　アジア福祉教育財団　難民事業本部（Refugee Assistance Headquarters）
日本にいる難民・難民認定申請者の定住促進を支援する公的団体
住所：〒106-0047　港区南麻布5-1-27
電話：03-3449-7011

- ●アルコール・アノニマス
  アルコール依存者の自助グループ
  ＨＰ：http://aajapan.org/（日本語）
  ＨＰ：http://aajapan.org/english/（英語）

- ●公益社団法人　家庭問題情報センター（Family Problems Information Center）
  電話相談の他，カウンセリングが可能な場合もある
  住所：〒171-0021 東京都豊島区西池袋 2-29-19 池袋 KT ビル 10 階
  電話：03-3971-3741
  ＨＰ：http://www1.odn.ne.jp/fpic/

- ●クリアチーヴォス
  ポルトガル語・スペイン語による HIV/Aids/STD 電話相談
  電話：080-3723-5798 木曜日 10:00-17:00
  ＨＰ：http://www.npocriativos.jpn.org/

- ●特定非営利法人　多文化間メンタルヘルス研究所
  日本に暮らす外国籍の方のメンタルヘルスを守る活動をする
  電話：03-5906-5094（電話相談は毎週金曜日の 11 時から 18 時まで対応可）
  ＨＰ：http://www.mejiro-sola.com/mentalken.html

- ●東京都外国人相談（Tokyo Metropolitan Government Foreign Residents' Advisory Center）
  電話：03-5320-7744（日本語・英語）03-5320-7766（中国語）03-5320-7700（韓国語）
  ＨＰ：http://www.metro.tokyo.jp/ENGLISH/GUIDE/guide01.htm

- ●認定NPO法人　難民支援協会（Japan Association for Refugee）
  日本にいる難民認定申請者への支援，日本の難民支援の制度改善に向けた政策提言・調査研究，および情報発信など日本の難民保護を目的とした活動を行っている
  住所：〒160-0004 東京都新宿区四谷 1-7-10 第三鹿倉ビル 6 階
  電話：03-5379-6001

- ●一般社団法人　日本いのちの電話連盟
  全国各地にあるいのちの電話の全国組織で日本自殺予防学会と国際自殺予防学会（IASP）と連携して自殺予防のために活動している
  ＨＰ：http://www.find-j.jp/zenkoku.html

- ●社会福祉法人　日本国際社会事業団
  日本にいる難民・難民認定申請者へのカウンセリング，生活・医療相談，難民理解に関するワークショップの開催といった活動を行っている

住所：〒113-0034 東京都文京区湯島 1-10-2 御茶の水 K&K ビル 3 階
電話：03-5840-5711

● 日本人の外国人妻の会（Association of Foreign Wives of Japanese）
メンバーが日本社会に順応できるよう協力し助け合うことを目的とするグループ
ＨＰ：http://www.afwj.org/japanese

● 配偶者からの暴力被害者支援情報（Information of Assistance in Incidents of Spousal Violence）
9 カ国語で情報提供
ＨＰ：http://www.gender.go.jp/policy/no_violence/e-vaw/siensya/08.html#foringer1

● 社会福祉法人　浜松いのちの電話
電話：053-474-0333（ポルトガル語）
ＨＰ：http://www.jona.or.jp/~wbs60252/gaikokugo/index.html

● 特定非営利活動法人　AMDA 国際医療情報センター
電話により，英語，中国語，韓国語，スペイン語，ポルトガル語，タイ語，フィリピノ語で外国人患者を受け入れている医療機関を紹介
電話：03-5285-8088
ＨＰ：http://amda-imic.com/

● International Mental Health Professionals Japan（IMHPJ）
日本に在住する外国語メンタルヘルス専門家の集団
ＨＰ：http://www.imhpj.org/

● Kapatiran
カパティランとはタガログ語で「姉妹愛・兄弟愛」，特にフィリピン人への支援を実施
電話：03-3432-6449
ＨＰ：http://kapatiran.jp/

● LAL（Línea de Apoyo al Latino）
横浜いのちの電話による無料電話相談
電話：0120-66-2477（スペイン語）　0120-66-2488（ポルトガル語）
ＨＰ：http://www.lal-yokohama.org/index.htm

● SABJA － NPO 在日ブラジル人を支援する会
医療専門家ボランティアを有し，無料支援を行っている
住所：〒152-0035 東京都目黒区自由が丘 2-18-13-205
電話：050-6861-6400　080-4083-1096
ＨＰ：http://www.nposabja.org/

● **TELL（東京英語いのちの電話）**
電話や対面でのカウンセリング，心理査定等
無料電話相談：03-5774-0992
対面カウンセリング，心理査定：電話：03-4550-1146（英語）　03-4550-1147（日本語）
ＨＰ：http://telljp.com/counseling/

おわりに

　この本は外国人を支援する人ならどなたにでもわかりやすいものを心掛けました。日本に暮らす外国人のためにメンタルヘルスの支援を行っている多文化間精神医学会は，今までにも，何人かのメンバーで「多文化間精神医学の潮流」（大西守編，診療新社，1998）や「文化精神医学序説」（酒井明夫，下地明友，宮西照夫，江口重幸編，金剛出版，2001）などの出版は行ってきましたが，いわゆる研究書でない実用の書は今回が初めてです。

　日本を今までになく数多くの外国人が訪れ，居住する人の数も年々増えています。

　少子高齢化で人口減少の問題を抱える，日本の人口問題に外国人移住を受け入れていくのかどうかは政府が明確な指針は出していません。しかし，子育て支援施策だけではこの減少をくいとめられないのは誰の目にもあきらかです。でも，日本は移住者・難民の受け入れには極めて消極的です。

　移住者や難民をこれまで以上に受け入れるかどうかを真剣に考えなければいけない時がせまっています。多文化間精神医学会は1993年の設立当時からそういう意識をもってきました。しかし，メンタルヘルス専門家でも，ここ20年外国人の問題は「いま，ここでの」問題とはとらえてきませんでした。でも，世界のグローバル化の急速な進展，流入してくる外国人の多さ，先述した日本の人口問題の現状を考えると，私たちは，この先，10年，20年外国人の問題，特に文化摩擦やメンタルヘルスの問題が喫緊のテーマになると考えています。

　この本では，だれがそういう問題を持ちやすいのか，それを文化の軸の中ではどう考えればいいのか，だれに相談すればいいのか，どう相談すればいいのか，どういう社会資源があるのか，実際にどういうケースがあるのか，そして文化を考慮しないとどういう不都合が生じるのかなど，できるだけ詳細に提示しています。こういう提示の仕方をした類書はまだないようです。

　外国人と接触する機会のある，できるだけ多くの方々がこの本を手に取り，

今困っている問題の参考にしていただければと思います。また，同僚や友人の方々とこの本を中心に議論を深めていただければと思います。

　そのような輪が広がることが，日本が本当の意味で多文化共生できる国になることと望みます。質問や疑問が生じたらどうか編集部にお問合せください。できるだけ迅速にお返事したいと思います。

　平成 28 年 4 月

多文化間精神医学会前理事長

野田　文隆

編著者略歴

野田文隆（のだ　ふみたか）
1948年生まれ
1972年　東京大学文学部卒業
1984年　千葉大学医学部卒業
1984年　国立国府台病院精神科
1985年　British Columbia 大学精神科臨床研究員
1989年　精神医学研究所付属東京武蔵野病院精神科社会療法部長
1999年　大正大学人間学部人間環境学科教授（～2014）
2002年　British Columbia 大学医学部精神科 Adjunct Professor
2014年～　めじろそらクリニック院長
専　攻　多文化間精神医学（特に在日外国人・在外邦人のメンタルヘルスに関する臨床研究）
著　書　『異文化接触の心理学』（共著，川島書店，1995），『誰にでもできる精神科リハビリテーション』（共編著，星和書店，1995），『心的トラウマの理解とケア』（共著，じほう，2001），『学生のための精神医学』（共著，医歯薬出版，2002），『精神科リハビリテーション・ケースブック：Back to the community!』（医学書院，2003），『マイノリティの精神医学』（大正大学出版会，2009）ほか

秋山　剛（あきやま　つよし）
1979年　東京大学医学部卒業
1979年　東京大学医学部附属病院分院神経科，医局長（1991年）
1991年～　NTT 東日本関東病院精神神経科部長，自治体国際化協会カウンセリングシステム委員
1999年～　東京英語いのちの電話理事長（現在は名誉理事長）
2004年　日本精神神経科学会国際関連事務局長
2006年　日本精神神経学会理事
専　攻　精神医学（特にうつ病や双極性障害の治療およびリワーク支援，多文化間精神医学）
著訳書　『抑うつの臨床心理学』（分担執筆，東京大学出版会，2005），『うつ病リワークプログラムのはじめ方』（監修，弘文堂，2009），『誰にも書けなかった復職支援のすべて』（監修，日本リーダーズ協会，2010），『双極性障害の心理教育マニュアル』（共監訳，医学書院，2012），『うつ病の人の職場復帰を成功させる本』（監修，講談社，2013）ほか

著者略歴　（執筆順）

田中ネリ（たなか　ねり）
1954年　ボリビア共和国，ラパス市生まれ
1983年　上智大学文学研究科教育学専攻博士課程前期修了
現　在　千葉メンタルクリニック，府中刑務所，四谷ゆいクリニック　臨床心理士
専　攻　在日ラテンアメリカ人のメンタルヘルス，外国にルーツのある子どもと親のコミュニティにおける支援と連携，日本人と外国人受刑者の社会復帰と更生のためのカウンセリング

松丸未来（まつまる　みき）
1975年生まれ
2000年　上智大学大学院文学研究科心理学修士課程修了
現　在　東京認知行動療法センター　臨床心理士
専　攻　若者と子どもの認知行動療法，外国人・帰国子女・海外駐在経験者の問題解決支援
著　書　『子どもと若者のための認知行動療法　実践セミナー』（共著，金剛出版，2010），『子どものこころが育つ心理教育授業のつくりかた』（共著，岩崎学術出版社，2013）

加賀美常美代（かがみ　とみよ）
1977年　慶應義塾大学文学部心理教育社会学科卒業
2005年　東北大学大学院文学研究科後期博士課程修了（文学博士）
2013年から現在　異文化間教育学会理事長
現　在　お茶の水女子大学基幹研究院教授
専　攻　異文化間心理学，異文化間教育学，コミュニティ心理学

著　書　『多文化社会の葛藤解決と教育価値観』（単著，ナカニシヤ出版，2007），『多文化共生論』（編著，明石書店，2013），『アジア諸国の子ども・若者は日本をどのようにみているか』（編著，明石書店，2013）ほか

鵜川　晃（うかわ　こう）
1971年生まれ
2014年　大正大学人間学研究科　人間学博士号取得
現　在　大正大学人間学部人間環境学科准教授
専　攻　多文化間精神保健学
著　書　『多文化ソーシャルワーク入門』（共著，中央法規出版，2012）

阿部　裕（あべ　ゆう）
1950年生まれ
1976年　順天堂大学医学部卒業
現　在　明治学院大学心理学部教授，四谷ゆいクリニック院長
専　攻　精神医学（特に在日ラテンアメリカ人の精神障害に関する臨床研究）
著　書　『外国人相談の基礎知識』（共編著，松柏社，2015），『実践医療通訳』（共編著，松柏社，2015）ほか

石井千賀子（いしい　ちかこ）
1969年　青山学院大学文学部卒業
1993年　Butler大学大学院　修士課程　夫婦家族療法専攻　卒業
現　在　TELLカウンセリング　夫婦家族療法家，ルーテル学院大学　非常勤講師
専　攻　夫婦家族療法（多文化家族への臨床と研究）
著訳書　『あいまいな喪失とトラウマからの回復』（共監訳，Boss, P. 著，誠信書房，2015），『Traumatic Stress and Long-Term Recovery: Coping with disasters and other negative life events』（分担執筆，Cherry編，Springer, 2015）ほか

辻井弘美（つじい　ひろみ）
2006年　California School of Professional Psychology 夫婦家族療法学科 修士修了
現　在　国立成育医療研究センター　こころの診療部　心理療法士。臨床心理士，夫婦家族療法家，米国認定カウンセラー（NCC）
訳　書　『多文化間カウンセリングの物語（ナラティヴ）』（Stephen Murphy-Shigematsu 著，東京大学出版会，2004）

檀　瑠影（たん　るえい）
中国出身。中国の医科大学を卒業後，内科医として勤務。
1999年　滋賀医科大学博士課程（博士号取得）
2013年　昭和大学烏山病院兼任講師，中国語専門外来も担当
2015年　檀クリニックを開設，院長として勤務。中国語専門外来も継続

稲本淳子（いなもと　あつこ）
1987年　昭和大学医学部卒業
現　在　昭和大学横浜市北部病院メンタルケアセンター　診療責任者　准教授。医学博士，精神保健指定医，日本精神神経学会専門医，指導医
専　攻　統合失調症・社会精神医学（社会心理教育）
著　書　『ナースの精神医学』（分担執筆，中外医学社），『精神科診療の副作用・問題点・注意点』（分担執筆，診療新社，1998）ほか

常岡俊昭（つねおか　としあき）
1979年生まれ
2004年　昭和大学医学部卒業

現　在　昭和大学附属烏山病院　精神科
専　攻　精神医学（特に疾病教育プログラムの開発，内因性疾患とアディクションを合併する併存障害）

加藤進昌（かとう　のぶまさ）
1947年生まれ
1972年　東京大学医学部卒業
1996年　滋賀医科大学精神医学教室教授
1998年　東京大学大学院医学系研究科精神医学分野教授
現　在　東京大学名誉教授，公益財団法人神経研究所理事長，昭和大学発達障害医療研究所所長
専　攻　精神医学，神経内分泌学，発達障害
著　書　『テキスト精神医学改訂4版』（編著，南山堂，2012），『大人のアスペルガー症候群』（講談社，2012）ほか

杉澤経子（すぎさわ　みちこ）
1989年　武蔵野市国際交流協会プログラムコーディネーター（多文化共生事業統括）
2006年　東京外国語大学多言語・多文化教育研究センタープロジェクトコーディネーター／同大学研究員（多文化社会専門人材に関する研究）
現　在　同センターアドバイザー，自治体国際化協会「地域国際化推進アドバイザー」，NPO法人国際活動市民中心（CINGA）理事
著　書　『多文化社会コーディネーターの専門職の知と専門性評価』（編著，科研費研究成果報告書，2016），『これだけは知っておきたい！　外国人相談の基礎知識』，（監修，松柏社，2015）

村松紀子（むらまつ　のりこ）
1963年生まれ
1996年　神戸大学大学院国際協力研究科修士課程修了（政治学修士）
現　在　医療通訳研究会（MEDINT）代表，医療通訳士協議会（JAMI）理事，愛知県立大学外国語学部非常勤講師，（一財）自治体国際化協会地域国際化アドバイザー
専　攻　医療通訳　コミュニティ通訳　多文化ソーシャルワーク（社会福祉士）
著　書　『実践医療通訳』（共編著，松柏社，2015），『医療通訳と保健医療福祉』（共著，杏林書院，2015）ほか

川口貞親（かわぐち　よしちか）
1967年生まれ
1997年　久留米大学大学院医学研究科（博士課程）修了
元産業医科大学産業保健学部教授
専　攻　精神看護学
著　書　『看護学生とナースのためのベーシックナーシング』（共著，メディカルレビュー社，2010），『経営行動科学ハンドブック』（共著，中央経済社，2011）ほか

原口美佐代（はらぐち　みさよ）
1959年生まれ
1983年　同志社大学法学部卒業
現　在　（公財）アジア福祉教育財団難民事業本部関西支部　難民相談員，学校法人佐藤学園　大阪バイオメディカル専門学校　医療福祉心理学科　講師，（社福）神戸いのちの電話　研修委員委員長，（公社）大阪社会福祉士会　国家試験受験対策・新入会員支援委員会委員長，2011年～　大阪大谷大学　人間社会学部　非常勤講師，大阪人間科学大学　人間科学部社会福祉学科　非常勤講師
著　書　『滞日外国人支援の実践におけるソーシャルワーカーの課題』（共著，第21回アジア・太平洋ソーシャルワーク会議大会プロシーディング，2011），『滞日外国人支援の実践から学ぶ　多文化ソーシャルワーク』（共著，中央法規出版，2012）ほか

あなたにもできる外国人へのこころの支援
―多文化共生時代のガイドブック―
ISBN978-4-7533-1107-1

編著者
野田 文隆
秋山 剛

監修者
多文化間精神医学会

2016年9月4日　第1刷発行
2020年7月3日　第2刷発行

印刷　(株)新協　／　製本　(株)若林製本

発行所　(株)岩崎学術出版社　〒101-0062 東京都千代田区神田駿河台3-6-1
発行者　杉田　啓三
電話 03(5577)6817　FAX 03(5577)6837
©2016　岩崎学術出版社
乱丁・落丁本はおとりかえいたします　検印省略

子どもの精神医学入門セミナー
傳田健三／氏家武／齋藤卓弥編著
急増する児童思春期患者への格好の入門書　　　　　　　本体2600円

レジリエンス——人生の危機を乗り越えるための科学と10の処方箋
S・M・サウスウィック／D・S・チャーニー著　西大輔／森下博文監訳
レジリエンスを実践するための10の方法　　　　　　　本体3000円

子どものためのトラウマフォーカスト認知行動療法
J・A・コーエン他　亀岡智美／紀平省悟／白川美也子監訳
さまざまな臨床現場における TF-CBT 実践ガイド　　　　本体3500円

発達障害の薬物療法——ASD・ADHD・複雑性 PTSD への少量処方
杉山登志郎著
正確な診断のもとに行う少量処方のすすめ　　　　　　本体2400円

図説 臨床心理学特別講義
市井雅哉著
認知行動療法，EMDR でストレスとトラウマに対処する　本体2700円

不登校の認知行動療法 セラピストマニュアル
C・A・カーニー／A・M・アルバーノ著　佐藤容子／佐藤寛監訳
不登校の子どもを援助する新しいスタンダード　　　　本体3500円

不登校の認知行動療法 保護者向けワークブック
C・A・カーニー／A・M・アルバーノ著　佐藤容子／佐藤寛監訳
不登校を理解し具体的に解決する保護者のためのワークブック　本体3000円

心理臨床への多元的アプローチ
M・クーパー／J・マクレオッド著　末武康弘／清水幹夫監訳
効果的なセラピーの目標・課題・方法　　　　　　　　本体3600円

事例で学ぶアセスメントとマネジメント——こころを考える臨床実践
藤山直樹・中村留貴子監修
様々な職場で信頼される心理士になるために　　　　　本体2300円

この本体価格に消費税が加算されます。定価は変わることがあります。